Fabulus-Sachbuch

DOMINIK FORSTER

klar.kommen

Nach Crystal & Knast gibt dir keiner eine Chance

Einige Personennamen und Ortsangaben wurden zum Schutz der Persönlichkeitsrechte geändert.

Bibliografische Information der Deutschen Nationalbibliothek:
Die Deutsche Nationalbibliothek verzeichnet diese Publikation in der Deutschen Nationalbibliografie; detaillierte bibliografische Daten sind im Internet abrufbar über http://dnb.dnb.de.

Fotos: Florian Steinmüller
Illustration auf der Umschlagrückseite: Florian Prünster, Meran
Umschlaggestaltung, Satz und Herstellung: r² | röger & röttenbacher, büro für gestaltung, Leonberg
Druck und Bindearbeiten: CPI books GmbH, Leck Printed in Germany

ISBN Print: 978-3-944788-77-7
ISBN EBOOK: 978-3-944788-76-0

Besuchen Sie uns im Internet: www.fabulus-verlag.de

Für Mama:
Meine positiven Wesenszüge, meine Achtsamkeit,
meine Courage, mein Mitgefühl und meinen Hitzkopf,
all das, was mich ausmacht, all das, wofür ich heute stehe –
hast DU mir beigebracht.

Vorwort

von Norbert Wittmann

Frühjahr 2013. Zugegeben, meine Laune hielt sich in Grenzen. Zum fünften Mal liefen die Vorbereitungen an für die Alpenüberquerung »ÜBER DEN BERG«. Viermal hatte ich in den vergangenen Jahren erfolgreich mit drogenabhängigen Menschen zu Fuß die Berge von Oberstdorf bis nach Meran überquert. Die letzte Tour war schwierig gewesen; die Teilnehmer konnten sich nicht wirklich aufeinander einlassen, immer wieder gab es Knatsch. Dann machte uns zwei Tage vor dem Ende auch noch das Wetter einen Strich durch die Rechnung und wir mussten im spätsommerlichen Schneesturm absteigen und frühzeitig abbrechen. Beruflich war ich in den vergangenen Monaten zusätzlich erheblich belastet, da mir das Thema »Präventionsveranstaltungen in Schulen« schwer zu schaffen machte. Medial verging keine Woche ohne Horrormeldung bezüglich Crystal-Meth, und mit »Kräutermischungen & Co«, sogenannten NPS (Neue psychoaktive Substanzen), drängte ein weiteres Thema auf den Drogenmarkt. Täglich riefen Schulen, Jugendhilfeeinrichtungen, Betriebe an und drängten nach Aufklärungsveranstaltungen. Kurzum, mir war alles ein wenig viel und die letzte Tour lag noch immer unglücklich in meinem Magen.

Heute war also der erste Gruppenabend, an dem sich alle Bewerberinnen und Bewerber für 2013 kennenlernen sollten; fast alle sehr jung, nach Knast und Therapie leidlich bemüht clean zu bleiben, fast alle mit Crystal-Meth-Abstürzen. Ein letztes Mal hatte ich angeboten, dieses Abenteuer zu organisieren und durchzuführen. Gemeinsam mit meiner kongenialen Partnerin Sylvia erwartete ich also – schon jetzt ein bisserl müde – die Teilnehmer.

Dominik war einer der Ersten, überpünktlich mit lautem »Hallo, ich bin der Dominik!« flutete er sofort den Raum mit einer Wolke aus Energie und dem Wunsch nach Aufmerksamkeit. Ab dem Moment war es vorbei mit meiner Müdigkeit und ich erlebte die schönsten und intensivsten Monate meines langen Berufslebens. Bereits bei diesem ersten Treffen stellte sich Dominik der Gruppe mit seinem klaren Ziel vor, ein Buch über sein Leben zu schreiben. Ein hysterisches Auflachen, schief liegende Köpfe, Grinsen, Staunen, Fragezeichen, gerümpfte Nasen und verengte Augen – kurz: die volle Breitseite von Ablehnung! An Dominik perlte die geballte Ungläubigkeit ab wie der Regen an einem frisch gewachsten Auto. »Jaaaah«, sagte er in seiner so typischen Art, die wir noch lieb gewinnen sollten, und fuchtelte mit dem Zeigefinger, »Ihr werdet es schon noch sehen!«

Dominik hat es geschafft. Noch so viel mehr hat er geschafft. Ich bin stolz auf diesen Jungen und glücklich ihn begleitet zu haben, nicht nur über den Berg und zu seinem ersten Buch. Auch auf die anderen Mädels und Jungs dieses genialen 2013er Teams bin ich mächtig stolz. Alle haben inzwischen ihren Weg gefunden.

Wir wurden ein Team, weit über die Berge hinaus. Mit Dominik zog ich durch unzählige Klassenzimmer, gab Interviews und Auskunft für Reportagen, ich durfte sein allererstes Manuskript überarbeiten und erlebte seine Entwicklung zum »Jedi-Ritter« im Kampf gegen die Drogen, diese Drogen, die ihn fast das Leben, seine Zukunft und seine Familie gekostet hätten. Mit dem 2013er Team gründeten wir unseren eigenen Verein, den MAC (Mountain Activity Club), und konnten schon etliche junge Menschen weg von den Drogen und hin zum Klettern und zur Natur bekehren. Wir wurden ausgezeichnet und geehrt, wir wurden sogar in einer eigenen TV-Reportage porträtiert...

Es ist eine Geschichte, wie man sie nicht erfinden kann. Sie aber real erleben zu dürfen, macht einen unendlich glücklich und dankbar. Doch das schönste Geschenk für mich bleibt die Begegnung mit Menschen wie Dominik, ihr Vertrauen, ihre Tränen und ihr Lachen, das sie mit mir teilen.

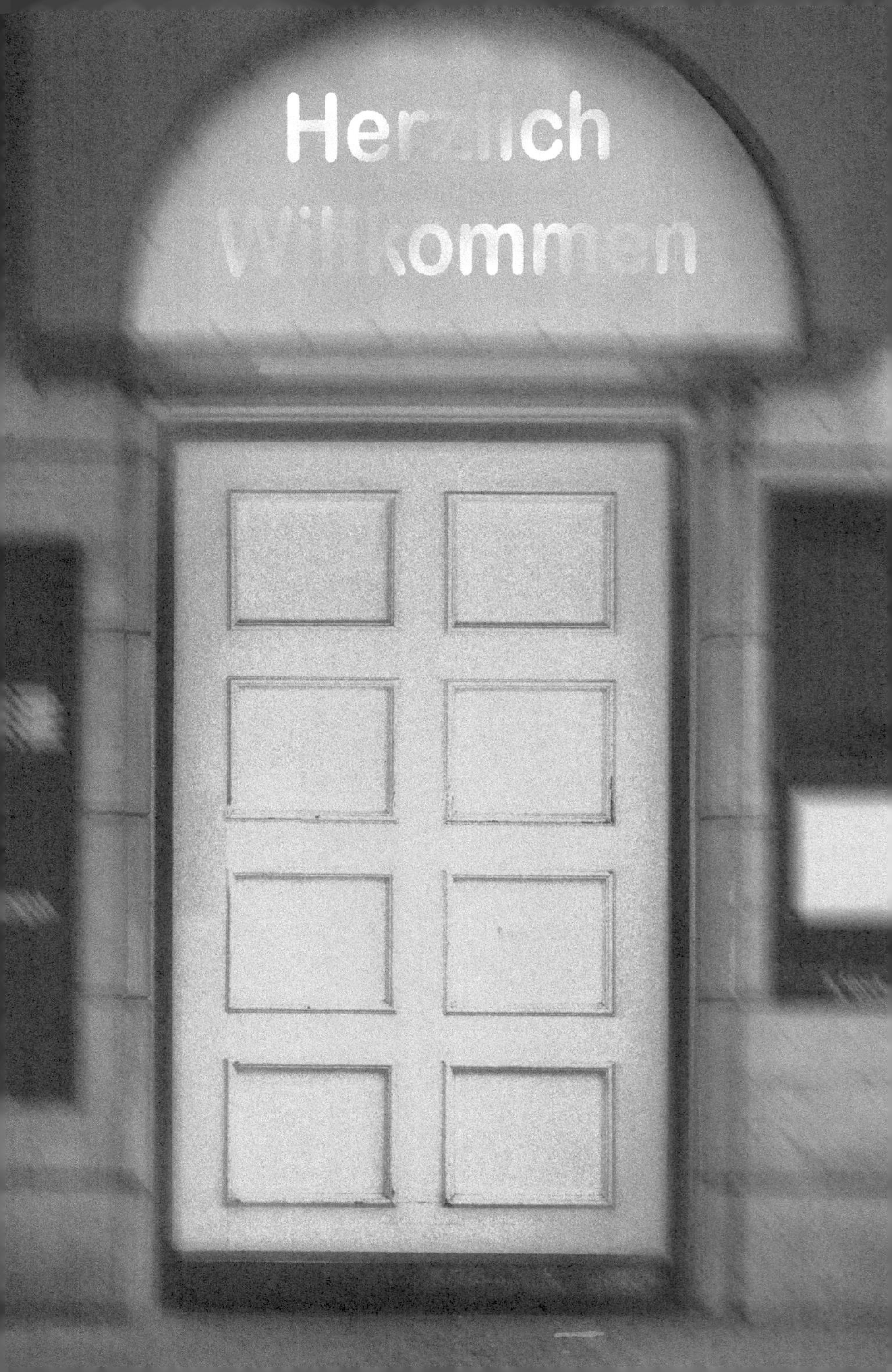
Herzlich
Willkommen

Endlich frei?

Ich starre vor mich hin, erblinde kurzzeitig. Ich stehe vor einer großen, weißen, stabilen, unüberwindbaren Eingangstür. Mit meinem rechten Zeigefinger tippe ich zaghaft gegen den silbernen Türknauf und ziehe kurz darauf meine Hand zurück. Willkommen! Ob das auch für mich gilt?

Unter der Türklingel hängt ein Engelskopf aus Gips. Darüber steht, in silberner Schrift, »Familie Forster« geschrieben. Das Klingelschild haben meine Mutter und ich vor elf Jahren zusammen gebastelt und aufgehängt. Wir waren total erleichtert, ein neues Zuhause gefunden zu haben und nicht mehr mit den nervigen Vermietern unter einem Dach leben zu müssen.

Meine Mutter öffnet die Tür, fällt mir um den Hals, drückt mich an sich.

»Gott sei Dank, Domi! Du bist wieder zu Hause!« Dicke Tränen kullern über ihre Wangen.

Sie sieht fahl aus. Tiefe Augenringe und eine ungesunde Haut übertüncht eine dicke Make-up-Schicht.

»Wo ist Papa? Wo ist Joris?«

»Die sind beide gerade weg!«

»Du machst nur Spaß, oder?«

Keine Reaktion.

»Die sind echt nicht da?« Während ich so durch die Wohnung schleiche, entgleitet mir mein Lächeln, ich schlucke.

Haben sie mich vergessen? Interessiert es sie nicht, wie es mir geht? Dass ich, im Januar 2012, wieder zu Hause bin? Endlich wieder!? Ich meine, ich komme gerade aus der Kiste, aus dem Knast! Mit anschließender Therapie ... Ich habe keine Überraschungsparty erwartet, aber ein »Hallo, schön, dass du wieder da bist!« hatte ich mir irgendwie schon erhofft. Genau jetzt wird mir bewusst, dass sich alles verändert hat, und ich weiß, dass ich unerwünscht bin.

Seit meinem ersten Tag in Haft habe ich diesem Moment, mit all meinem Herzblut, entgegengefiebert. Jetzt ist es endlich soweit und ich fühle mich überhaupt nicht wohl. Ich bin eine Last! Ich streife weiter planlos durch die Wohnung, bleibe in meinem alten Zimmer stehen.

Ich sehe mich dort am Fensterbrett hängen und kiffen ... damals war ich gerade 17 Jahre alt. Damals war alles noch so neu und cool und aufregend.

»Das ist jetzt mein Rückzugsort!« Meine Mom lehnt hinter mir am Türrahmen. Die Arme vor ihrem Körper verschränkt, traurig und trotzig. Ich verstehe nicht, fühle mich fremd und unwohl, möchte am liebsten verschwinden. Einfach weg, ganz weit weg, irgendwohin, Hauptsache alleine. Gleichzeitig ist dieser enorme Drang in mir, nach Hause, zu meiner Mama zurückkehren zu wollen ... wie ein Kind, das nicht mehr weiß, wohin.

Der nächste Morgen führt mich zum Arbeitsamt, besser gesagt ins Jobcenter, so heißt das jetzt! Ich sitze im Warteraum. Mir ist flau, im Magen und im Kopf. Ich habe null Bock darauf, erneut vor irgendeinem wildfremden Menschen blank ziehen zu müssen. Wieder bitten und betteln. Ein weiteres Mal Geld von Vater Staat entgegennehmen. Die Art und Weise, wie er in den letzten Jahren für mich gesorgt hat, steht für immer in meinem Lebenslauf. Wie in Stein gemeißelt, ab heute für immer. Nach einer Ewigkeit werde ich aufgerufen.

»Guten Tag, nehmen Sie Platz!«

Vor mir sitzt eine offensichtlich unausgeglichene, streng dreinblickende Sachbearbeiterin, die, und da bin ich mir auf Anhieb zu hundert Prozent sicher, keinen Bock auf einen weiteren, viel zu jungen, tätowierten Hartz-4-Assi hat!

In meinem Kopf poppt ein Satz auf: Ich könne es nur schaffen, ein drogenfreies Leben zu führen, wenn ich offen und ehrlich mit meiner Vergangenheit umgehe...

»Was kann ich denn für Sie tun?«, beginnt die Sachbearbeiterin routiniert.

Gedanklich ordne ich mein Chaos und schaffe es einige Sekunden später, offen, ehrlich und ebenfalls routiniert zu antworten.

»Ich komme direkt aus dem Gefängnis, besser gesagt von einer Adaption. Das ist die realitätsbezogene Therapieform für Drogenabhängige. Ich musste eine Haftstrafe von 2 Jahren und 6 Monaten...«

Ich rede noch eine ganze Weile, rechtfertige dieses mit jenem und erkläre meiner Sachbearbeiterin anscheinend viel zu ehrlich, wie ich derzeit versuche mit meiner Sucht umzugehen.

»Ich versuche wirklich ein produktives Mitglied...«

Die glaubt mir doch sowieso kein Wort. Die hat bereits vor zehn Minuten, »direkt aus dem Gefängnis!«, gedanklich auf Autopilot umgestellt.

Ich stelle mir vor, wie ihre Tochter gerade ihre ersten Erfahrungen mit Drogen macht und andauernd irgendwelche Kifferbekanntschaften mit nach Hause bringt.

Genau in diesem Moment hat sie jemanden gefunden, dem sie die ganze Schuld dafür aufdrücken kann. Mich!

Im weiterhin eintönig verlaufenden Gespräch erfahre ich, dass ich zwar Hartz 4 beantragen kann, mir natürlich ausreichende Unterstützung zusteht, ich dafür allerdings eine Wohnung benötige, um die ich mich, klar, selbst kümmern muss.

»Hören Sie bitte. Es ist ja nicht so, dass ich das noch nicht probiert hätte. Aber wie ich Ihnen vorhin versucht habe mitzuteilen, gibt mir keiner eine Wohnung, geschweige denn einen Job…«

Mein Magen krampft, ich atme schneller.

»Das ist ja dann wohl Ihr Problem. Der Nächste!« Ohne mich eines weiteren Blickes zu würdigen verabschiedet sie mich, seufzt und packt sich die nächste Unterlage aus ihrem Stapel.

Ich überlege einen weiteren Überzeugungsversuch zu starten. Hat ja aber sowieso keinen Sinn. Planlos schlendere ich über den Bahnhof.

So hatte ich mir mein Leben in Freiheit nicht vorgestellt.

Tag zwei

Zweiter Tag. Statt jubelnder Menschenmassen und Trompetenschall erwarten mich Desinteresse und eine Ahnung von Depression.

»Ey Foschter, erinnerst du dich an mich, Knast, Haus Zwei?«.

Vor mir steht ein kleiner, dürrer, verkümmerter und durchgefeierter Bollmann. Bollmann ist seinerzeit mein Zellenkollege gewesen. Schach spielen und Pläne schmieden. Ich hatte nicht erwartet, ihn jemals wieder zu sehen.

»Ist das abgefahren, du hier!« Bollmann strahlt von ganzem Herzen.

»Alter!« Er blinzelt, energisch, entschlossen.

»Unglaublich!«, fährt er fort.

»Die haben mir all meine Nummern weggenommen, diese Schweine. Ich hatte nicht erwartet, dich wieder zu treffen. Ich habe da ein ganz großes Ding am Laufen, glaub mir. Wir sind doch Brüder. Gib mir deine Nummer, dann können wir direkt loslegen!«

Schon wieder so ein Gelaber! Ständig dieses Geschwalle. Alle erzählen sie dieselbe Scheiße, entziehen kann ich mich dem trotzdem nicht. Es ist, als würde mich irgendeine höhere Macht in eine andere Welt hineinziehen. Wie ein Schlag ins Gesicht!

Sekundenlang herrscht Stille. Bollmann glotzt in der Gegend herum.

»Warum sagst du denn nichts, ich bin es, Bollmann, dein Bruder, aus dem Jugendknast! Du hast mich doch nicht vergessen, oder?«

»Natürlich nicht!«, antworte ich. »Es ist nur so, das ist mein zweiter Tag in Freiheit und das Jobcenter fickt mich gerade richtig. Die behandeln mich wie einen Vollidioten!«

»Ja, Mann, und das ist genau das, wovon ich rede, Bruder. Ich weiß genau, wie du dich fühlst, mir ging es doch genauso. Von den Fotzen hast du keine Hilfe zu erwarten! Ich passe auf dich auf!« Bollmann reicht mir die Hand.

»Komm, schlag schon ein.«

Oh, fuck! Ich bringe es schon wieder nicht und lass mich komplett einlullen.

»Verpiss dich!«

»Was redest du denn? Überleg doch mal, keiner gibt dir eine Chance. Keiner will uns! Der einzige, der dir eine Chance gibt, bin ich.«

Bollmann redet verschwörerisch auf mich ein, schielt nach links und rechts...

»Ich gebe dir meine Nummer und du rufst mich an, kapiert? Glaube mir Bruder, ich weiß genau, wie du dich fühlst! Vor ein paar Monaten habe ich dasselbe durchgemacht. Keiner gibt dir eine Chance, es ist völlig egal, was wir tun oder sagen! Wir halten zusammen, genau wie damals in der Kiste. Wir lassen uns nicht unterkriegen!«

Bollmann drückt mir einen Zettel in die Hand und verschwindet. Ich stehe noch eine ganze Weile total betröppelt da. Bruder! Das hat Ace auch immer zu mir gesagt. Bollmann ist genauso falsch wie Ace, andererseits muss es ihm doch genau so ergangen sein, wie er sagt. Vielleicht ist er wirklich mein einziger Freund!?

Ich zerknülle den Zettel in meiner Hand und werfe ihn in eine Tonne.

Nach wenigen Schritten aus der Gefahrensituation drehe ich um, wühle im Müll nach seiner Nummer.

»Was machst du denn?« Werde wütend auf mich selbst, laufe auf und ab.

Bei meinen Eltern angekommen, treffe ich auf meinen Vater, unangenehm. Ich weiß nicht, was er jetzt von mir hören will, ich habe Angst vor ihm.

Ich schäme mich zutiefst, kann ihm nicht in die Augen blicken. Nachdem er von dem Diebstahl, dem Verrat an ihm, an unserer Firma und an unserer Familie erfahren hat, ist etwas in ihm gestorben. Ich würde ihm das ganze Geld sofort zurückgeben, weiß aber auch, dass meine Tat dadurch nicht ungeschehen gemacht wird.

»Ach Dominik, meine kleine Pfeife.« Papa drückt mich fest an sich, streicht mir über den Kopf. »Kleine Pfeife« hat er früher immer zu mir gesagt. Immer dann, wenn ich etwas angestellt habe, er aber einfach nur froh ist, dass mir nichts passiert ist.

»Wir kriegen das schon wieder hin! Ich habe einen Job für dich. Im Lager, nichts Tolles, aber für die ersten Tage in Freiheit wird das schon gehen.«

Ein tiefsitzender Schmerz löst sich in diesem Moment. Mit einem Schlag ist alles gut, ich bekomme wieder Luft und kann so frei atmen wie schon lange nicht mehr.

Mein Vater vermittelt mir eine Aushilfstätigkeit, Zeitarbeit im Lager. Von 6 Uhr morgens bis 16 Uhr am Nachmittag für 5,56 Euro Brutto die Stunde. Mein Wecker klingelt jeden Morgen um 4:30 Uhr. Punkt 5 Uhr fahre ich mit dem Fahrrad, im Winter, ohne Licht, zur Arbeit. Für einen großen Sportartikelhersteller. Ich bin jeden Tag pünktlich, sammle tausend Klamottenteile pro Tag, gebe mir richtig Mühe, versuche neue Bekanntschaften zu gewinnen, meinen Platz zu finden und irgendwie normal zu sein. Egal, womit die Kollegen mich volllabern.

»Alter, (Gedankenpause) und wenn ich es dir doch sage. Die Alte hatte keine Chance. Ich habe die abgeschleppt und die ganze Nacht durchgebummst! Ich gehe immer ins Twelve, kennst du das? Da kriegste auf jeden Fall eine zum Ficken, Standard. Wir gehen einfach mal zusammen hin – ich mach dir da eine klar, glaub mir Bruder. Aber sag mal, was macht jemand mit mittlerer Reife und deiner Ausbildung bei uns Kanaken?! Bist wohl frisch aus dem Knast!«

Was für ein Lauch, der hat nicht mehr drauf als Zahnbelag, er keucht und lacht und keucht… und lacht…

»Das ist nur übergangsweise«, antworte ich in der Hoffnung, dass dem auch wirklich so ist.

Das ist also mein neues Leben? Ich komme mir vor wie ein Alien, fremd und so vertraut alleine. Haben die nichts anderes in der Birne als Kohle, Ficken, Saufen und damit zu prahlen, dass sie Kohle haben, jeden Tag ficken und saufen?

Zweimal zwei Stunden in der Woche bin ich im betreuten Einzelwohnen der Mudra, zur Nachsorge. »Therapie machen«.

Das war die Bedingung von Frauke und Robert aus der Adaption, sonst wäre ich wieder im Jugendknast gelandet.

Meine Therapeutin Frau S. scheint nett zu sein, im Gegensatz zu allen anderen Psychologen auf meinem Weg. Bei ihr hab ich nicht das Gefühl, sagen zu müssen, was sie hören will.

Eltern-Elend

Bei meinen Eltern angekommen, muss ich erneut feststellen, dass ein Zusammenleben zwischen meinem Vater, meiner Mutter und meinem kleinen Bruder nicht mehr existent ist.

Mein Vater hängt vor der Glotze, mit Kopfhörern, schüttet ein Bier nach dem anderen in sich hinein. Hinter dem Sofakissen bunkert er Schnapsflaschen, verhält sich merkwürdig, wie bei einem Ritual, als würde er ein Geheimnis hüten. Er blickt einige Sekunden umher, vergewissert sich, dass ihm niemand dabei zusieht, wie er den bitteren Geschmack des Weinbrands mit Bier hinunterspült. Die Zigarettenkippe liegt neben dem Aschenbecher und glimmt vor sich hin.

Mama verbarrikadiert sich konstant in ihrem neuen Reich, verkriecht sich mit Hilfe von Hörbüchern. Joris ist so viel wie möglich unterwegs.

»Papa ist nur noch am Saufen. Ich versuche, ihm so aus dem Weg zu gehen.« Sie sagt das so ruhig und hoffnungslos – als wäre das schon immer so gewesen.

»Nachts stürmt er in mein Zimmer, beschimpft und erniedrigt mich.« Auch jetzt regt sich wenig.

Was ist hier nur passiert? Ich wusste ja, dass es zwischen den beiden nicht gut läuft, aber…

Eiskalt läuft es mir den Rücken hinunter.

»Hat er dich angefasst?«

Keine Reaktion.

»Jetzt sag schon!«

»Nein, hat er nicht!

Aber weißt du, manchmal sind Worte schlimmer als Schläge.«

Mein Herz verkrampft. Es tut mir unendlich leid, meine Mutter so zu sehen. Sie fängt an zu weinen. Ich nehme sie in den Arm, versuche etwas Aufmunterndes zu sagen, verlasse kurz darauf das Zimmer, schleiche an meinem Vater vorbei ins Badezimmer. Meine Mutter trägt Schnittwunden an Armen und Handgelenk, versucht sie nicht einmal zu verbergen. Noch eine ganze Weile sitze ich auf dem Badezimmerteppich. Tränen tropfen, Gedanken kreisen…

»Mach sofort auf! Du sperrst dich hier nicht ein! Los, aufmachen!«, donnert es gegen die Tür.

Ich öffne. Vater steht vor mir, kann sich kaum auf den Beinen halten. So habe ich ihn lange nicht gesehen. Er mustert mich: die Augen hasserfüllte Sehschlitze, blutrot unterlaufen, seine Backen eingefallen.

»Du bist eine einzige verdammte Enttäuschung!«, sagt er. Sein heißer Atem sticht mir in der Nase.

»Was hast du gesagt?«

»Du hast schon verstanden, eine einzige verdammte Enttäuschung bist du!«

»Halt deine Fresse, du elender Säufer!« Ich drücke ihn zur Seite, schiebe mich an ihm vorbei und verlasse die Wohnung!

Ziellos streife ich umher, versuche den Kopf frei zu kriegen, komme mitten in der Nacht zurück. Schon beim Öffnen der Eingangstür strömt mir dieser widerliche Geruch entgegen, eine Mischung aus Tabak, Alk und stickiger Luft. »Unsere« Wohnung sieht genauso aus wie früher, hat aber nichts mehr von damals.

Ich habe mir die Nacht um die Ohren geschlagen, konnte ums Verrecken nicht einschlafen. Dennoch bin ich pünktlich. Empfangen durch ein genuscheltes »Morgn« der Kollegen und niedergemacht von einem profitgesteuerten »Das muss aber schneller gehen!« der Abteilungsleiter.

»Herr Forster! Sie dürfen sich schon ein wenig mehr anstrengen. Schließlich ist es nicht selbstverständlich, kriminellem Abschaum wie Ihnen eine Chance zu geben…«

Von meinem Vater muss ich mir pausenlos anhören, wie schlecht es ihm geht, wie enttäuscht er doch von mir ist, und dass nur ICH allein an seiner Sauferei schuld bin. An dem halbvollen Diazepam-Fläschchen, im dritten Schub unseres Vorratsschrankes, und an den Schluchzern erkenne ich, wie sehr meine Mutter leidet. Sie würde mich zwar niemals anklagen, aber bin ich deshalb unschuldig? Ich hasse mich, ich hasse mich, mein Leben, und am meisten hasse ich dich!

Das einzige, was mich davon abhält, mich direkt ins Nirwana zu beamen, ist das Fitnessstudio. Fünfmal die Woche für zwei bis drei Stunden stemme ich Gewichte. So lange, bis meine Arme taub sind und mein Kopf frei…

Und bis dann alles wieder von vorne beginnt. Tag für Tag, immer aufs Neue.

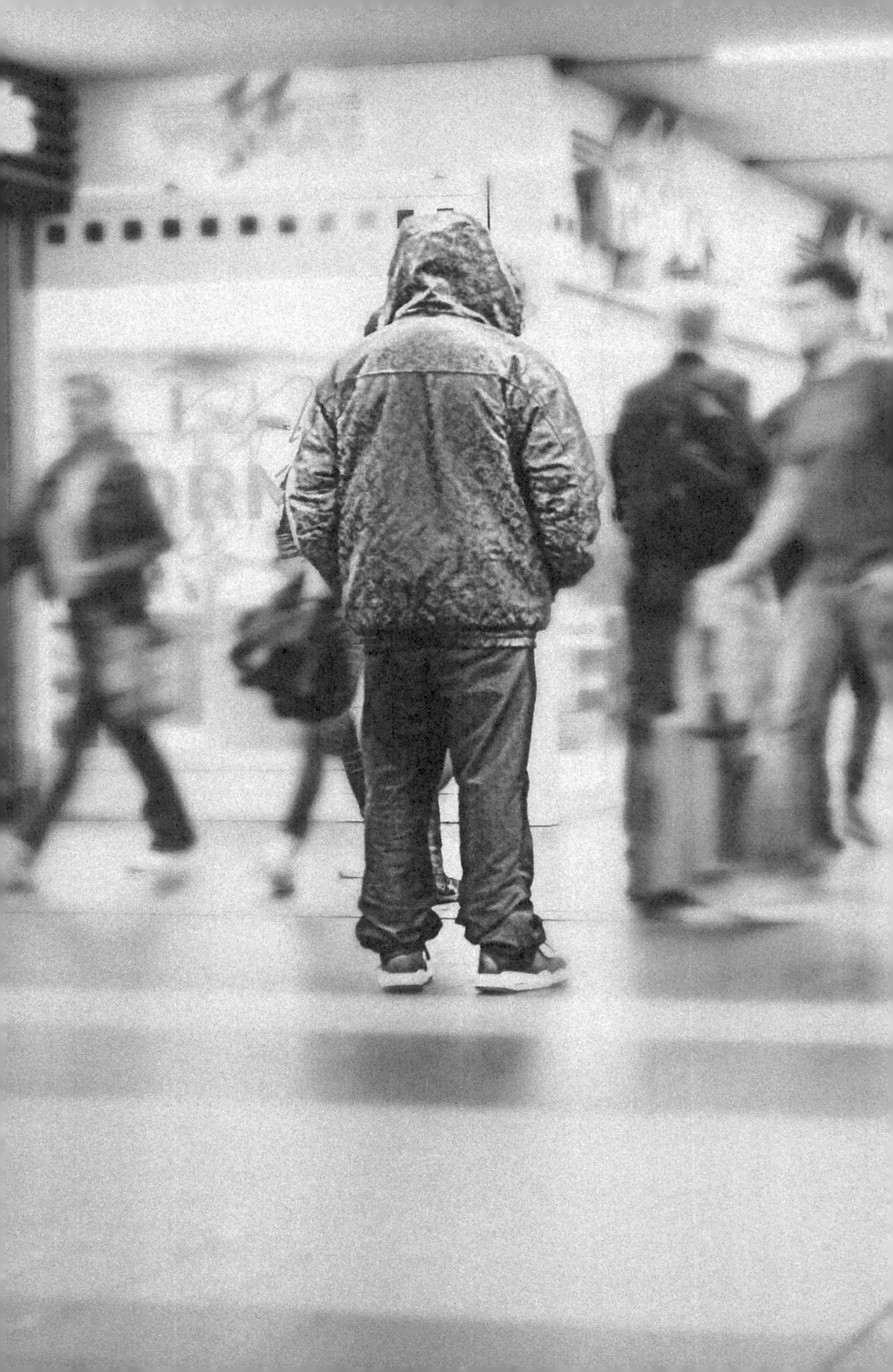

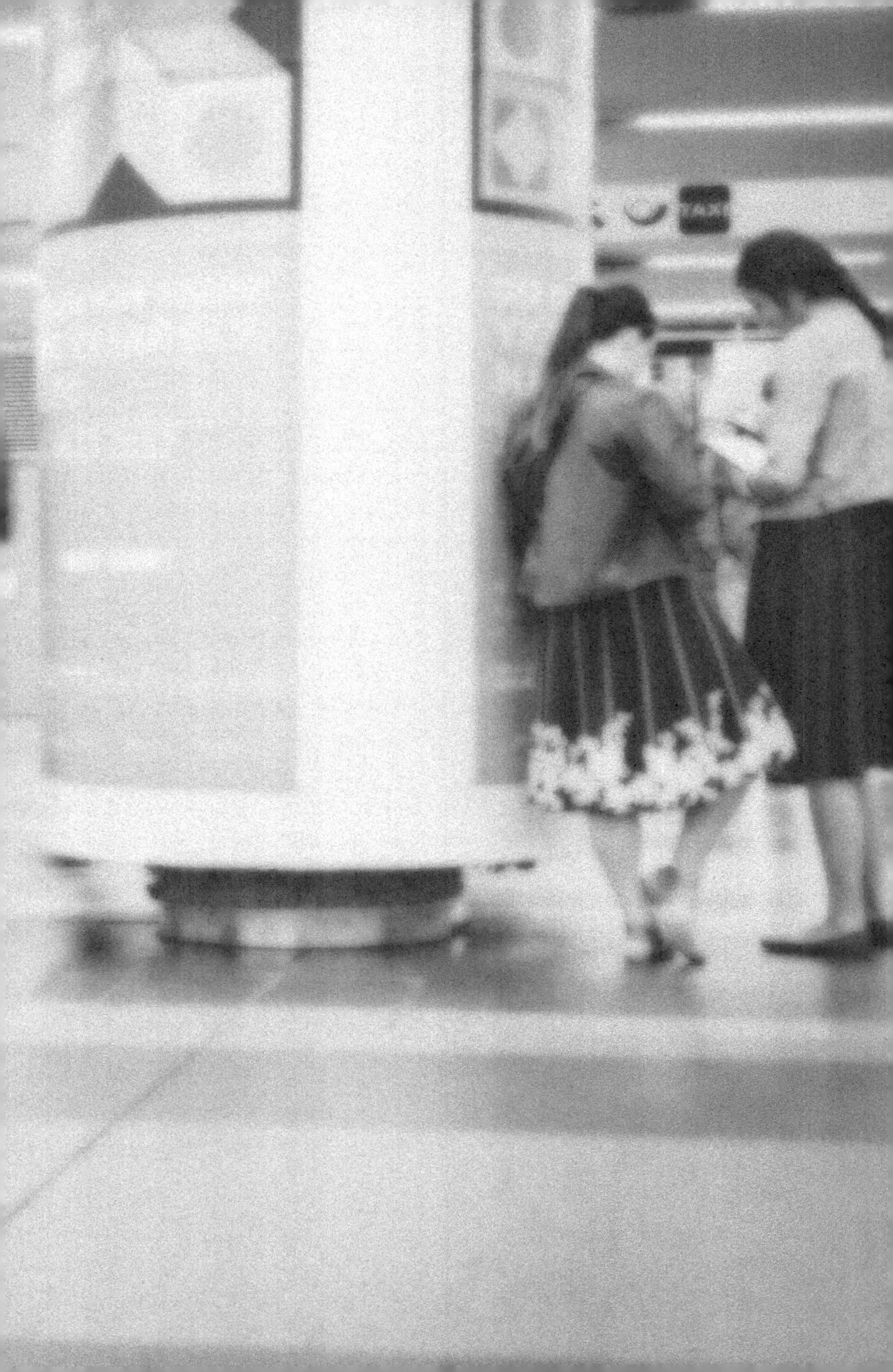

König Alkohol

Ich öffne meine Augen, es ist warm, ich schwitze und liege auf dem Boden. Alles dreht sich.

Ein dreiviertel Jahr ist vergangen. Von Resozialisierung keine Spur. Konsequenz: Selbstmedikation. Nacht für Nacht sacke ich rotzedicht auf meine Matratze. Alkohol ist mein ständiger Begleiter. Jeden Mittag, wenn ich verquollen in den Spiegel blicke, frage ich mich, wer mich da eigentlich anglotzt. Ich verachte meinen Vater, weil er säuft, weil alles den Bach runtergeht. Tue aber das gleiche. Ich kann noch nicht einmal behaupten, dass mir der Schnaps schmeckt. Die Menschen meiden mich, wenn ich dumpftrunken und vollgekotzt an einem Dienstag über den Bahnhof wanke. Es ist auch nicht so, als würden sie Donnerstag anders reagieren. Sie verachten mich, zu Recht. Wenigstens bin ich nicht mehr kriminell!

Wenn es nach dem lieben Herrn Beamten ginge, wie war noch gleich sein Name? Wenn es also nach Herrn »Ach halt doch die Schnauze« ginge, hätte ich nur durch eine dieser offenen Türen, die hier überall verteilt sind, gehen müssen…

Crystal-Entzug

Wie fühlt sich ein Crystal-Entzug an?

Beschissen!

Und der Entzug im Gefängnis? Wie war der? Der war vor allem psychisch, denn den körperlichen hatte ich da schon hinter mir. Sich psychisch schwach zu fühlen, zerfetzt und verwundbar, ist aber im Knast schon schlimm genug. Dort brauchst du Aggressivität , um dich zu behaupten.

Von dem Tag, an dem ich Ace mein Dope zum Aufbewahren anvertraut hatte, bis zum Tag der Verhaftung vergingen knapp acht Wochen. Das war die Phase körperlichen Entzugs. Die ersten zwei Wochen habe ich geschlafen, sehr viel geschlafen. Sechzehn bis zwanzig Stunden pro Tag. War ich wach, habe ich gekifft. Eine Bong jagte die nächste, vernichtete eine Mische nach der anderen. Zu diesem Zeitpunkt hatte ich schon lange keine Kohle mehr. Überwiegend ernährte ich mich von Nudeln mit Rahmsoße. Je nach Großzügigkeit der Leute konnte ich mir nach einem erfolgreichen Bettelmarathon dann auch mal ne Packung Asianudeln und Pulvereistee leisten. Schon merkwürdig. Einige Monate zuvor hatte ich 13.000 Euro in der Tasche und noch mehr zu Hause, und jetzt muss ich betteln. Bei Freunden, bei Fremden.

Mit jedem Tag der Regeneration kommen andere Sinne zurück. Geschmackssinn. Anfangs schmeckt alles fad. Scharf, süß, salzig, sauer: alles gleich. Mein pelziger Rachenraum und sich langsam lösende Schleimbatzen machen mir zu schaffen. »Die Krusten von der Seele husten.« Mit jedem komatösen Dauerschlaf erhole ich mich mehr. Ich kann richtig spüren, wie sich mein Magen für die Nahrung bedankt. Der Matsch in meinem Hirn setzt sich Stück für Stück wieder zusammen. Nach drei Wochen kann ich einen DVD-Player bedienen und nach sechs Wochen sogar wieder Sport machen.

Der menschliche Körper ist ein Wunder. Wenn wir uns das Knie aufschlagen und bluten, bildet sich nach kurzer Zeit ein Grind über der Wunde. Eine Zellerneuerung beginnt, und nach ein paar Tagen ist alles wieder gut. Ähnliches passiert während eines Entzuges. Es ist, als würden sich Gehirnzellen selbstständig wieder zusammensetzen. Aufgeplatzte Hautfetzen und verätzte Nebenhöhlen heilen. Schlafen ist die beste Medizin, Abstinenz ist Bedingung.

Schreiben musste ich erst wieder lernen. Nach einigen Wochen Knast hatte es sich einigermaßen eingependelt. Erinnerungen kamen Stück für Stück zurück.

Wörter waren mir wochenlang entfallen, irgendwann war aber alles wieder da. Meine Mama hat erzählt, dass sie meine ersten Briefe nicht entziffern konnte.

Seit sechs Jahren trage ich einen psychischen Schaden mit mir herum, irreparabel, trotz Abstinenz. Mein Kopf ist kein Knie, heilt nicht von selbst. Und wenn das Gehirn wieder funktioniert, ich klarer denken kann, ist trotzdem nicht alles klar. Im Inneren trage ich tiefe Narben. Meine Seele ist zersprungen. Ich kann kleben, reparieren, therapieren, rehabilitieren, aber sie bleibt gebrochen.

Der Überfall

Das Türschloss klickt. Leise, dennoch laut genug, um wach zu werden.

Schritte, ein hektisches Atmen, eine Tür schließt sich.

Ich liege total verkatert im Bett. Habe Mühe, meine Augen offen zu halten, kneife meine Augenlieder zusammen. Ich bin geschlaucht und fertig, nicht fähig, mich zu bewegen. Panik macht sich breit, intensiv und ekelhaft.

Dann bin ich mucksmäuschenstill, halte die Luft an.

Ich kann niemanden erkennen, weiß aber, dass er da ist, Psycho. Ich habe gewusst, dass etwas Schlimmes passieren wird. Menschen wie er bringen nichts Gutes, niemals.

Es ist ziemlich früh am Morgen, kurz nach sieben. Durch die zugezogenen Vorhänge fällt seichtes Licht. Regentropfen sammeln sich an der Fensterscheibe, dahinter ein wütender Sturm. Der Wind pfeift seine Melodie. Als wollte er sagen:

»Trau dich bloß nicht aus dem Haus, tust du es doch, dann gnade dir Gott!«

Er atmet ein, atmet aus, viel zu laut, kurze Pause. Dann schneller, dann Stille. Ein hektischer Atemzug entweicht, deutlich zu hören. Er versucht, leise zu sein. Wie bei einem Versteckspiel, einem Kinderspiel. Als Räuber perfekt zwischen den Sträuchern verborgen. Für den Gendarmen unauffindbar, und doch gleich ertappt. Verraten durch den eigenen Atem. Das Anhalten hatte die Luft so aufgestaut – unmöglich, leise zu sein.

Ich bewege mich so wenig wie möglich. »Hoffentlich kommt

der jetzt nicht ins Zimmer.« Ich habe nichts gesehen, nichts gehört und werde nichts sagen, niemals.

Ich konzentriere mich darauf, mich auf etwas anderes zu konzentrieren, aber meine Gedanken wirbeln unkontrolliert durcheinander.

»Was soll ich denn jetzt machen?«

»Plopp!«, eine Garderobenstange schlägt auf dem Boden auf, die Tür fällt in Schloss, und weg ist er. »Scheiße, was mache ich denn jetzt nur?« Ich bin Mitwisser. Ich weiß weder, wie er heißt, noch wo er wohnt, noch wohin er flieht, aber ich bin Mitwisser.

Vorsichtig schleiche ich durch das Schlaf- bis ins Wohnzimmer. Die Wohnung ist total verdreckt. Überall liegt Müll, eine Kleiderstange, zerbrochene Sektflaschen.

Dillon liegt im Wohnzimmer, als hätte er von alldem nichts mitbekommen.

»Dillon, aufwachen!«

Er richtet sich auf, wickelt sich in eine dünne Fleecedecke. Mit der linken Hand fixiert er die beiden Enden unterhalb seines Kinns. Seine Rechte zittert. Zwischen Zeige- und Mittelfinger glimmt eine Zigarette, an der er im Sekundentakt hastig zieht.

»Ich weiß, es ist verdammt früh, aber ich brauch jetzt unbedingt etwas zum Saufen!«

Dillon steht auf. Ich muss mich setzen. Dillon kippt die letzten Reste des Vorabends in zwei benutze Gläser. Die Finger- und Mundwinkelabdrücke am Gläserrand schimmern. Ich fahre mit Daumen und Zeigefinger drüber.

»Hat er das wirklich gemacht?«

Dillon nickt.

»Das ist niemals passiert. Nicht hier, nicht heute! Schwöre mir, dass du das niemand erzählen wirst! Das ist niemals passiert. Das nehmen wir mit ins Grab, hast du mich verstanden!«

Lange ist es her. Ich hatte Dillon damals versucht zu überzeugen, zur Polizei zu gehen: leider vergeblich. Wegen dem, was Psycho getan haben soll. Das letzte Mal, dass ich mit Dillon gesprochen habe, ist auch schon eine Weile her. Irgendwann hatte ich begriffen, dass er mir nicht gut tut. Bei allen Rückfällen war Dillon beteiligt. Die Art und Weise, wie ich mein Leben lebe, passt nicht zu seinem.

Psycho? »Der plant ein Straßenalbum. Gangsta Rap, Alta! Das Gegenstück zu deinem Buch!«

Dillon lacht. Seine Lache würde ich unter Tausenden wiedererkennen. An seinem Mundwinkel klebt die Schlacke seiner selbstgedrehten Kippen.

Was ist passiert?

Nachdem »Psycho« die Wohnung verlassen hatte, habe ich einen ganzen Tag gebraucht, um Dillon zum Reden zu bringen.

Tatort Supermarkt. Kurz vor 7 Uhr. Psycho betritt als einziger den Markt. Zwischen den leeren Gängen vermummt er sich das Gesicht. Mit der tief ins Gesicht gezogenen Kapuze beobachtet er die Kassiererin. Eine ältere, etwas dickere, liebevoll und freundlich wirkende Frau sortiert gerade das Wechselgeld. Die Geldrollen schlägt sie gekonnt gegen das Kassenband. Psycho zögert, atmet schwer. Dann packt er sich eine Sektflasche – die mit dem ganz dicken Glasboden.

»Mach die Kasse auf, du alte Fotze!«

Total verängstigt schlägt die Kassiererin die Hände über dem Kopf zusammen, dabei rutscht ihr die Brille vom Nasenrücken.

»Aufmachen, sagte ich.«

»Bitte, bitte – ich tue was Sie sagen, aber bitte...«

Zittrig öffnet die ältere Dame das Kassenfach.

Darin befinden sich an die 300 Euro und Kleingeld. Psycho

greift sich die Scheine, steckt sich die Beute in die Tasche, packt die Kassiererin an den Haaren und reißt ihren Kopf nach hinten.

»Gute Nacht!«

Psycho schlägt ihr den Boden der Sektflasche mit voller Wucht ins Gesicht. Beim zweiten Schlag zerplatzt die Flasche.

Auf Bewährung

»Dome, Bruder, zum Abschluss unsers cleanen Wochenendes baller ich mir jetzt ne richtig fette Line in die Birne, scheiß auf deine Bewährung, der Typ sagt, der Stoff ist in drei Tagen raus, kein Problem Bruder...«

»Kein Problem Bruder, kein Problem. Scheiß auf deine Bewährung, die kontrollieren eh nicht, und wenn, ist das raus.«

Von wegen. Als ob das Amphetamin nach drei Tagen komplett aus dem Urin verschwunden wäre. Egal wie viele Drogenopfer ich auf meinem Weg bisher getroffen habe und egal wie unterschiedlich die auch gewesen sind, wenn es um Bewährung und Urintestbetrug geht, labern alle denselben Mist. Ausgerechnet Dillon bringt mich in so eine Situation. Zuerst das mit seinem Kumpel und jetzt diese Scheiße.

Mit anderen Augen

Kommissionieren ist nichts für mich gewesen, alles Spinner. Dauerhaft arbeitslos sein ist aber auch nichts. Deshalb bin ich jetzt für eine große Supermarktkette tätig, auf 400-Euro-Basis. Erst Regale abräumen, Verzeihung: einräumen, dann an die Kasse. Ich habe den Job bekommen, weil für 400-Euro-Tätigkeiten kein Führungszeugnis verlangt wird.

»Sie werden schon kein vorbestrafter Krimineller oder gar Privatinsolvent sein!«

Beim darauffolgenden Kassenworkshop wird mir eine Ausbildung zum Filialleiter angeboten. Klar, warum nicht. Ich bin ziemlich schnell Feuer und Flamme für neue Aufgabenbereiche.

Kassieren ist auch überhaupt nicht so einfach wie man denkt, ständig beschwert sich irgendein Trottel!

»Mach ma noch ne Kasse auf, hicks!«

»Setzen Sie sich doch an die Kasse und fischen nasses Kleingeld aus Pennerhänden, Sie Arschloch!«

Konsequenz: Rückstufung auf Regale-Einräumen.

Auch bei dieser Tätigkeit lauern einige versteckte Tücken auf mein ahnungsloses Ich. Stichwort Regale einräumen. Ob ein Getränkestapel beim Öffnen in sich zusammenfällt, hängt nun mal davon ab, von wem dieser gestapelt wird. Wenn Getränkeverpackungen, also Kartonagen, sichtlich beschädigt oder gar durchgeweicht sind, platziert man diese am besten nicht ganz unten, ihr Trottel! Ein altes Sprichwort besagt: Was nicht passt, wird so verpackt, dass es so aussieht, als würde es passen! Eine meterdicke Folienschicht presst den in sich zusammensackenden, zwei Meter großen Getränketurm bombenfest zusammen, bis ein übermotivierter Dominik mit einem gekonnten Cutter-Messerschnitt ansetzt, und der komplette Turm in sich zusammenstürzt und Verwüstung hinterlässt.

»Ein Mitarbeiter bitte in Gang 2!«

Kann passieren, ist jedem schon passiert. Das Hubwagen-Rangieren ist ebenfalls missglückt. Da habe ich es sogar geschafft, den kompletten Getränkemarkt mit naturtrüber Apfelschore unter Wasser zu setzen.

Ich habe länger aufgewischt, als ich vertretungsweise in der Filiale eingeteilt war. Spiel, Satz und Sieg, nur nicht für mich.

Über die Sommerzeit arbeite ich bei einem Konzertveranstalter. Bühnen auf- und abbauen und als sogenannter Stagehand zur Verfügung stehen.

Mein Anleiter wirkt recht cool, und allgemein zählt im Veranstaltungsbereich nur das, was du ablieferst. Tätowiert und vorbestraft sein stellt erst mal kein Problem dar.

»Bist du zuverlässig?«

»Ja.«

»Dann bist du eingestellt.«

Der erste Arbeitstag besteht darin, in aller Ruhe zur Location zu fahren und mit den Chefs einen zu saufen.

»Morgen gibt es schon einiges zu tun, wird aber nicht weiter wild.«

Während eines Festivalsommers zu arbeiten, bedeutet über hundert Stunden die Woche schuften, malochen und buckeln in einem. Bevor ich erschöpft ins Bett falle, wird, klar, gesoffen, Standard. Total verkatert schleppe ich Musikboxen, sogenannte Cases, durch die Gegend, renne von A nach B und von C über D zu E, stehe am Eisstand, verkaufe bis es dunkel wird und renne dann wieder von E zu D und so weiter. Fehlenden Schlaf versuche ich zwischen zwei Meter großen Boxen und Drum-Pads nachzuholen.

Nathaniel, das vorlaute Muttersöhnchen, hat sich extra für die Arbeit T-Shirts drucken lassen: »Veranstalter Natti«. Diese unglaublich arrogante, gerade mal 18-jährige Missgeburt macht auf Big Boss.

Dabei jobbt er zum ersten Mal auf einem Festival. Der kommt gerade aus der Schule, hat in seinem Leben nicht einen Tag gearbeitet, ist nach einem Bier betrunken und geht jedem tierisch auf den Sack.

»Äh Dominik, ich weiß ja nicht, ob du gerade etwas zu tun hast, aber die Crew benötigt noch neue Handtücher!« Heroische Anweisung durch das Funkgerät, obwohl er keine 20 Meter von mir entfernt steht.

Erstens hol deine Handtücher selber, du Penner.

Zweitens schleppe ich gerade ein 50-Liter-Bierfass.

Wie gerne würde ich ihm sein Walkie-Talkie in den Schlund rammen… oder ihm erklären, dass er ein aufgeblasener Möchtegerntyp ist, dem im Knast pausenlos der Anus geschmiert werden würde.

Meine Rekordarbeitszeit beträgt 25 Stunden am Stück. Krönender Abschluss einer 80-Stunden-Arbeitswoche. Bühne aufbauen, zwölf Stunden Festival, dann Bühne wieder abbauen. Geplant waren zwölf Mitarbeiter, tatsächlich dabei gewesen sind vier, mich inklusive.

Getane Arbeit wird mit mehreren Bierchen belohnt. Alle saufen, außer mir. Ich soll fahren, habe aber keinen Führerschein. 50 Kilometer von zu Hause entfernt.

Das kurze Einnicken eines Entschlossenen bei 180 auf der Autobahn ist für mich der Grund zu gehen.

Ich sehe Festivals und Konzerte heute mit anderen Augen, genauso wie ich an der Kasse sitzen, im Lager arbeiten, im Stadion Bier verkaufen, Winterdienste, Bild-Zeitung austragen, Eis verkaufen, Cocktails mixen, Hausmeisterdienste oder arbeitssuchend sein aus einem anderen Blinkwinkel betrachte.

Umzug an die Schweizer Grenze

Ich habe beschlossen, nach Konstanz an die Schweizer Grenze zu ziehen, um dort – 2012, mit vierundzwanzig – mein neues Leben zu beginnen, will mit Tomsen eine WG gründen. In Konstanz wurde er fündig, hat endlich seine große Liebe gefunden. Das hatte er mir schon öfters erzählt.

»Aber diesmal habe ich mich richtig verliebt!« Die Sterne stehen günstig, denn diesmal muss er nicht einmal dafür bezahlen.

Tomsen ist richtig fett geworden, ist Mediengestalter, arbeitet neuerdings aber als Walze...

»Du bekommst in Konstanz auf jeden Fall einen Job und verdienst das Dreifache! Wir wollten doch sowieso eine WG aufmachen, das ist die Gelegenheit, und in Nürnberg geht eh nichts.«

Wo er recht hat, hat er recht!

Im Vorfeld perfektioniere ich meine Jobcenter-Bewerbungsskills auf Höchstmaß. Trotz Vorstrafen sieht es nach fünf festen Zusagen aus, drei davon bei einer Zeitarbeitsfirma mit überdurchschnittlicher Entlohnung, zwei in renommierten Firmen als Bürokaufmann.

»Es tut mir leid Ihnen mitteilen zu müssen... Verstehen Sie mich nicht falsch, mit Ihnen persönlich hat das nichts zu tun. Meine Vorgesetzten sind unter uns gesagt weniger tolerant! Ich habe wirklich versucht, Sie hier unterzubringen, weil ich, wie ich finde...«

Komm, halt die Schnauze.

»Wir melden uns bei Ihnen, Herr Forster!«

»Das freut mich zu hören, ich hinterlasse Ihnen noch meine aktuelle Telefonnummer!«

»Das ist nicht nötig, wir melden uns.« Der offensichtliche Mittelfinger wird durch das gehässige Grinsen noch einmal verdeutlicht.

Erneutes Spiel, erneuter Satz und erneuter Sieg, nur wieder nicht für MICH!

Pech in jeder beruflichen Hinsicht, aber Glück in der Liebe, sagt man doch so. Ich betrete einen Juwelierladen.

»Hallo!«, ich grinse freundlich...

»Ich bin der Dominik, bin gerade aus Nürnberg hergezogen, ich habe weder Job noch Kohle und schlafe auf einer Luftmatratze. Ich bin vorbestraft, habe 2 Jahre 6 Monate wegen BTMG-Verstoß bekommen. Waren 1,5 Kilo Speed, dazu ein paar Pillen und Koks, die aber Aufgrund der Amphetaminmenge nicht ins Gewicht gefallen sind. Hast du Lust, mir die Stadt zu zeigen? Wir können ins Kino gehen, ich suche den Film aus, du bezahlst!?«

»Ja klar, ich sage nur meinem Chef Bescheid, dann können wir gehen!«

Hätte wahrscheinlich sogar funktioniert. Dummerweise entscheide ich mich für die humane Variante.

»Hallo!«, ich grinse freundlich...

»Ich bin der Dominik, bin gerade frisch nach Konstanz gezogen. Offengesagt fühle ich mich sehr alleine und du siehst sehr hübsch aus, ich hoffe, du erlaubst diese Bemerkung. Darf ich dich auf ein erfrischendes Getränk einladen?«

»Das finde ich sehr charmant, ich melde mich bei dir, Dominik!«

»Ehrlich?«

Ich versuche mir mein Erstaunen nicht anmerken zu lassen.

»Freut mich riesig, ich schreib dir kurz meine Nummer auf.«

»Das ist nicht nötig, ich melde mich!«, erneut klatscht mir der verbale Mittelfinger voll in die Fresse.

Weitere Flirtversuche, aufgestockt mit Schirm, Charme und anabolen Steroiden tragen keine Früchte. Selbst meine eigens choreographierten »Dancemoves«, »Freestyle-Sessions« und »Vieltrinker-Einlagen« in der örtlichen Assidisco verhelfen mir nicht zum lang ersehnten Schuss.

Geächtet sei der Schelm, der Böses vermuten mag.

Ich sehne mich nach einem emotionalen Austausch unter Gleichgesinnten.

Gegen »FICKEN« hätte ich auch nichts!

Tomsen ist den ganzen Tag unterwegs, und wie zu vermuten ist er derselbe Ekelbatzen wie früher. Der selbst nach dem Duschen noch schmierig ist. Unsere Wohnung hatte ich mir auch anders vorgestellt. Dachgeschosswohnung, altes Bad mit typisch grün-bräunlichen Fliesen, ähnlich die Küche und das Besteck, das Geschirr und eigentlich alles ...

Scheißdrauf, dann saufe ich halt. Meine Bildung ziehe ich im Abendprogramm aus »Berlin Tag und Nacht« und am Morgen aus der Wiederholung und »Familie im Brennpunkt«, »Hilf mir doch.« Gelegentliche Spaziergänge zum Schnapsholen und Richterin Barbara Salesch krönen meinen Tagesablauf.

Schlafen kann ich nur hackedicht, anders ertrage ich es nicht, wie Tomsen seine Qualle mit Hundemaske und Buttplug, wer das nicht kennt bitte googeln, durchhämmert. Die beiden haben sich auf einer Flirtplattform, ähnlich TINDER, kennengelernt. Ingrid hatte Tomsen mit ihrem Ficktagebuch und 38 Ficksessions im letzten halben Jahr überzeugt. Wo die Liebe eben hinfällt.

In der Mitte der dritten Woche meines Aufenthalts ist das Fass dann übergelaufen. Flatrate saufen und pausenlos Cro hören lassen mich kotzen, das ganze Badezimmer voll.

Auf meiner Matratze vor mich hinkotzend und der Orgie lauschen müssend, frage ich mich, wo mein Leben hinführt? Diese Missgeburten aus dem Himmelhaus...

Ich träume davon, wie sie mich auslachen, mich verhöhnen. Therapeuten und Klienten.

»Du bist der Erste von uns, der wieder abkackt!«

»Ich wünsche dir viel Kraft und Energie!«

»Ich kann dich überhaupt nicht ernst nehmen, du redest zu viel, zu schwammig!«

»Aufstufen können wir dich nicht, obwohl uns die Zeit davon läuft!«

»Schreib doch ein Buch über dein Leben – das ist ja besser als ›Christiane F. Wir Kinder vom Bahnhof Zoo.‹ So viel Scheiße, wie du laberst.«

»Du bist Meister darin, dir und allen Menschen in deiner Umgebung Sand in die Augen zu streuen!«

»Fang endlich an, Therapie zu machen!«

Moment...

Ohne wirklich eine Ahnung davon zu haben, wusste ich, was zu tun ist.

Mein erstes zu Papier gebrachtes Kapitel beschreibt, wie ich zusammen mit Ace Engelstrompeten von den Friedhofsgräbern kappe.

Ich habe kein Talent, keine Perspektive, keine Arbeit, keinen Sinn. Ich habe keine Ahnung von Satzstellung, wörtlicher Rede, Spannungsbogen, Prolog und Epilog oder Dramaturgie. Literarisch gesehen bin ich eine Lachnummer.

Für jemanden, der sich Lesen und Schreiben erst wieder beibringen musste, ist das aber gar nicht so schlecht.

Zurück in die Heimat

Noch vom Zug aus habe ich meine Therapeutin S. angerufen und gefragt, ob mein Platz im betreuten Einzelwohnen noch frei ist. Ein weiteres und definitiv letztes Mal schiebe ich meinen Arsch zum Jobcenter. Diesmal werde ich U25 betreut.

Nach dem Bewerbungstraining...

...bekomme ich eine junge aufgeweckte Sachbearbeiterin zugeteilt.

»Ich denke nicht, dass es Sinn macht, Sie in irgendwelche Maßnahmen abzuschieben, nur um Sie dann einige Wochen später erneut aufzunehmen.«

Die weiß, wovon sie redet! Sehr gut!

Ich fange erneut bei dem Konzertveranstalter an. In punkto keine Vorurteile stehen die ganz oben auf meiner Liste. Die Arbeitszeiten sind ähnlich lang wie beim ersten Mal, aber ich finde den Beruf an sich interessant und je länger ich dort arbeite, desto mehr Gefallen bekomme ich an der Sache. Ich arbeite einen Tag durch, öfter mal auch 25 Stunden, habe aber anschließend genug Pause, um mich zu erholen. Mein Respekt an diejenigen, die es jeden Tag schaffen, weniger als vier Stunden zu schlafen und volle Leistung abzuliefern.

Ich lerne ganz coole Leute kennen, freunde mich mit den Securitys an...

Ich habe mir direkt T-Shirts drucken lassen...

»NATTI ist ein Arschloch!«

Ich werde oft mit Drogen konfrontiert, denn aus dem Backstage zieht häufig ein Duft hervor, den ich nur zu gut kenne.

Afrob, muss ich sagen, ist schon echt lässig drauf und einer der wenigen, die mit den Hands kommunizieren, ähnlich wie Peter Fox! Kiffer halt, also Afrob, bei Peter weiß ich es nicht.

»Sollte ich je wieder kiffen, hau ich mir ne Axt ins Bein!«

Traumatisiert

»Kuckuck, du Opfer!« Sonny schlägt Julian mit voller Wucht in die Fresse. Julian rutscht wie ein nasser Sack vom Stuhl, bleibt einige Sekunden regungslos liegen.

»Du bleibst unten, du Opfer.« Sonny packt Julian am Hals, drückt ihm die Kehle ab, so dass er knallrot anläuft.

»Du Missgeburt!« Sonny presst Julians Kopf gegen den dreckigen Boden und fixiert ihn und rotzt ihm auf den Kopf.

»Forster los, piss dem Opfer in die Schuhe.«

Ich sitze da, kann mich nicht bewegen, voll im Schock, habe Angst. Mein Puls steigt, wieder dieses elende Gefühl.

»Forster, du Spast, du bist auch zu gar nichts zu gebrauchen. Los Pad, mach du das!«

Pad schnappt sich Julians Schuhe, pisst rein und lacht. Sonny lässt von Julian ab, der röchelt und wimmert.

»Hilf mir!«

»Los weiter!«

Ich bin an der Reihe, mit Kartengeben. Mein ganzer Körper zittert. Mit der Zeit habe ich gelernt, das nicht zu zeigen. Wir spielen Kuckuck. Das ist ein Kartenspiel bei dem jeder reihum vom Kartenstapel zieht. Die höhere Karte sticht, ganz egal welche Farbe. Gewinnst du, dann schlag zu, so hart und präzise, dass dein Gegenüber nicht mehr aufsteht. Tust du es nicht, bist du dran.

Ich ziehe eine Kreuz Zwei, verdammt.

Von hinten schnellt ein Gummiband gegen mein Ohr, ich schrecke auf, dann folgt ein dumpfer Knall.

Ich liege mit verschränkten Armen auf meiner Matratze, schwitze. »Wo bin ich?«

Keine Panik, beruhige ich mich. Ich bin bei meiner Mutter im Zimmer. Es ist dunkel, das blaue Licht des CD-Players funkelt vor sich hin. Ich bin beim Hörbuch eingeschlafen, das ist unser Einschlafritual. Mama kann keine Bücher mehr lesen, weil ihre Netzhaut Flecken wirft und sie langsam erblindet.

Diese Träume verfolgen mich, selbst tagsüber.

Es ist 15.20 Uhr. Um 15 Uhr hätte ich einen Termin gehabt. Pünktlich um 14.20 Uhr hatte ich das Haus verlassen, bin in Gedanken versunken.

»Da vorne. Der Bus 38 Richtung Klinikum.« Ich steige ein. Bis zum Zielort sind es drei Stationen, ich fahre bereits sieben, steige aus und nehme den Bus zurück.

Bin wieder am Ausgangspunkt. Da, der Bus 38.

»Entschuldigung, der Bus fährt zum Klinikum, richtig?«

»So ist es!«, antwortet der Busfahrer desinteressiert. Wenn Berufsgruppen Wochentage wären, wäre der Busfahrer ein Montag.

Nach der dritten Station bin ich wieder falsch.

»So ein Wichser!«

Ich irre umher, suche die Haltestelle gegenüber vergeblich. Ich warte an der, wo ich zuvor ausgestiegen bin. Selbe Linie, anderer Busfahrer.

Ich fahre eine komplette Runde mit dem Bus und befinde mich schließlich wieder am Ausgangspunkt.

Diesmal frage ich eine Passantin nach dem Weg.

»Zum Klinikum einfach mit dem Bus 38. Das müssten drei Stationen sein. Ich habe denselben Weg, wir können zusammen fahren.«

Nach drei Stationen steigen wir aus. Am Klinikum endlich angekommen.

Alter Kumpel, neuer Feind

Eine Nachricht von Eddy Berger erscheint in meinem Facebook-Account.

»Wer zum Teufel ist Eddy Berger?«

Beim Durchforsten seiner Bilder fällt mir auf, dass es sich bei Eddy um Mesut Ali handelt, meinen Kumpel aus der Herschelschule.

Mesut Ali alias Ali Baba, Mitglied im »Eisenbahnfreunde und Opfer fürs Leben e.V.«

Einige Tage darauf treffe ich mich mit ihm. Treffpunkt ist unser Stammbäcker in der Stadt.

Der Stammbäcker in der Stadt ist ein Running Gag seit Schülertagen. Ali und ich torkelten in der großen Pause, die ging 45 Minuten lang, in den Stammbäcker. Wir aßen jeder einen türkischen Fladen Spezial und tranken schwarzen Tee.

Kurz nach der Jugendreise habe ich den Kontakt zu ihm einfach auslaufen lassen. Er ist eben ein typisches Opfer, mit dem keiner etwas zu tun haben will, außer Menschen, die denselben Opferstatus besitzen.

Drei Jahre später hatte ich mich zu einem Klassentreffen breitschlagen lassen.

Wir waren nur zu viert. Ali schlug vor, dass wir uns Samstagabend in den Stammbäcker setzen und ein Glas Tee trinken könnten. »Geht krass ab! Bisschen chillen!«

Seitdem keinen Kontakt, gar nichts. Und jetzt schreibt er wieder, einfach so.

Ali sieht bei unserem Treffen haargenauso aus wie zur Schulzeit, nur nennt er sich eben Eddy Berger. Während seiner Ausbildung zum Visuellen Gestalter (Gay) wurde ihm eindringlich vermittelt, dass sich Eddy zu nennen nicht nur in Fachkreisen schwul ist.

Er bestellt dasselbe wie immer. Neben uns sitzen zwei merkwürdige Gestalten. Ali alias Eddy nimmt sie mit seiner Handykamera auf und kommentiert. Natürlich so, dass nur ich ihn verstehen kann. Das hat er früher ebenfalls gemacht. Er hat immer lustige Geräusche und Zuckungen von sich gegeben.

Er ist total kindisch und peinlich und kein Stück erwachsen geworden. Taugt!

Wir bewerfen Leute mit Gemüse, blenden sie mit dem Laserpointer, machen Klingelstreiche.

Ich verbringe fast jeden Tag mit ihm. Seine Wohnung hat er sich ganz cool eingerichtet. Ali hat mit Depressionen zu kämpfen und pennt meist 14 Stunden am Tag. Auch er genießt das Privileg, arbeitslos zu sein.

Seinen Kindheitstraum, eines Tages eine Lok führen zu dürfen, konnte er sich trotz nachgeholtem Abitur bis heute nicht erfüllen.

Um besser mit seiner Depression klar zu kommen, feiern wir.

Alis Bude fungiert zu meiner großen Verwunderung als »Vorglühstation« einiger Studenten. Seltsame Leute, aber nach acht Cuba Libre ist irgendwie jeder erträglich.

Ali trinkt nichts, nur Monster Energie. Sein Körper kann keinen Alkohol abbauen. Geraucht hat er auch noch nie, sein Asthma verhindert das.

Das alles hatte ich völlig vergessen, aber es stört mich heute genauso wenig wie damals. Ali und seine Freunde sind solche Vollpfeifen. Von denen umgeben, macht selbst die Versuchung, wieder kriminell zu werden, einen weiten Bogen um mich.

Nach einer durchzechten Nacht gibt es Frühstück und Nyusha. Ali hört Nyusha, eine russische Popkünstlerin. Als Eddy Berger ernährt er sich ausschließlich von russischen Lebensmitteln, besucht in seiner Freizeit einen Russischsprachkurs und fährt einfach total auf alles ab, was mit Russland zu tun hat.

Dieser Eddy schreit, flippt, grunzt und spackt einfach herum, steht in Boxershorts vor mir und labert Scheiße. Ich fühle mich wohl bei ihm.

»Ey, wenn du Bock hast, kannst du dir auch einen wichsen!«

»Ehrlich gesagt, drückt es schon gewaltig!«

»Hab ich mir doch gedacht!«

Eddy verlässt das Zimmer, holt seinen Laptop und seine Pornosammlung, schließt alles an und setzt sich neben mich.

»Ran an die Tasten!«

»Tickst du noch ganz sauber. Ich mache gar nichts, so lange du mit im Raum bist!«

Rückwirkend betrachtet war dieser Moment Auslöser für folgende Szenarien.

Ali oder Eddy, nennt ihn wie ihr wollt, und ich verbrachten viel Zeit miteinander. Ich war viel unterwegs, war oft besoffen und habe wahllos Mädels gedatet. Meist habe ich die total besoffen angelabert.

In meinem Suff waren das allesamt hübsche, nette, anständige Frauen.

Nüchtern dann nicht mehr. Einigen Mädels musste ich bereits am Telefon klar machen, dass es kein weiteres Treffen geben wird. Meine Stimmenanalyse hat mir zwar die ein oder andere unangenehme Begegnung erspart, dennoch war bei allen weiteren keine einzige dabei, bei der ich ernsthaft in Betracht gezogen hätte, sie zu berühren.

Das Seltsame in dieser Phase: Wenn ich dann doch mal

halbwegs vernünftige Menschen kennenlernte, kam es früher oder später immer zu wüsten Beschimpfungen. Ich wurde als Kinderficker und krimineller Vorbestrafter bezeichnet.

Ich erinnere mich an Melli. Melli und ich hatten uns zwar bei einer Flatrate-Party an einem Dienstagabend im Twelve kennengelernt, jedoch hat sie bei den weiteren Treffen einen ganz vernünftigen Eindruck hinterlassen. Bei unserem vierten Treffen, jedes Mal waren wir Salamipizza essen, hat sie mir mit strahlenden Augen erzählt, wie froh sie ist, dass wir uns über den Weg gelaufen sind.

Einen Tag darauf brach sie den Kontakt ab.

Es stellte sich heraus, dass Eddy – für mich damals mein bester Freund – gefakte Facebook-Accounts erstellt und in meinem Namen alle Menschen aus meiner Freundesliste angeschrieben und beleidigt hatte.

Des weiteren hatte er Handynummern aus meinem Telefon kopiert und deren Inhaber mit SMS bombardiert.

»Du alter Hurensohn, ich bin Dominik und ficke gerne Kinder. Ich bin der Oberdealer und warte nur darauf, wieder ins Geschäft einzusteigen. Ich habe dich beklaut, weil du nur Dreck bist.« Und so weiter.

Ich konnte nicht verstehen, wieso sich alle von mir abwenden und habe Trost bei Eddy gesucht.

»Bruder, mach dir nichts draus. Wir leben in einer Gesellschaft, die sich wahnsinnig schwer damit tut, deine Vergangenheit zu akzeptieren. Übers Web kann man einiges herausfinden und wahrscheinlich hast du einfach immer nur Pech. Ich bin für dich da. Wir haben uns aus den Augen verloren, aber das wird nicht mehr passieren!«

So ein hinterhältiger Bastard. Keine Ahnung, bei wie vielen Menschen er das gemacht hat, aber sein Schwindel flog auf, als ich Julia kennenlernte.

Julia ist Russin. Ich habe Eddy natürlich von ihr erzählt.

Er hat alles getan, um mich bei Julia schlecht zu machen. Hat ihr sogar eine Tonbandaufnahme geschickt, wie ich total besoffen darüber geredet habe, mit wie vielen Frauen ich schon Sex hatte. Proletengelaber halt. Eddy hatte mich dazu gebracht und Julia das Ergebnis geschickt.

Julia kam das merkwürdig vor. Hat mich gefragt, ob denn Eddy wirklich mein bester Freund sei.

»Klar ist das so. Eddy ist vielleicht etwas seltsam, wenn er neuen Menschen begegnet, aber der taut schon noch auf. Er ist ein wirklich guter Mensch.«

Bei unserer zweiten Begegnung hat sie mir die Aufnahme vorgespielt und den Chatverlauf mit Eddy gezeigt.

Gefühlschaos

Klappt etwas besonders gut oder bekommen wir eine positive Nachricht, freuen wir uns.

Läuft etwas schlecht oder ist gar jemand verstorben, sind wir traurig.

Beleidigt uns jemand, empfinden wir Wut.

Werden wir bloßgestellt, schämen wir uns.

Exzessiver Drogenkonsum würfelt diese Emotionspalette komplett durcheinander.

Bin ich fröhlich, kann ich nicht lachen!

Werde ich sauer, kann ich das nicht zeigen!

Kann ich weinen, bin ich nicht traurig!

Schäme ich mich? Ja, ziemlich oft.

Folgende Gerade stellt Zufriedenheit dar:

Ich bin zufrieden. Ich habe eine Arbeit, die mir Spaß macht, eine liebende Frau und Familie. Ich habe Hobbies, eine Handvoll guter Freunde, die es wirklich kümmert, wie es mir geht.

Das Leben ist deshalb noch lange kein Wunschkonzert. Jeder von uns durchlebt gute und schlechte Zeiten. Jeder kennt das, Tage, vielleicht auch Wochen, bei denen alles schiefgeht.

Du lernst für eine Schulaufgabe, gibst dir richtig Mühe, kassierst aber trotzdem eine Fünf. Der Lehrer brüllt dich an. »Aber ich habe doch wirklich gelernt.« Niemand glaubt dir.

Dann gibt es Phasen, da funktioniert einfach alles, wie am Schnürchen läuft das. Erfolgswellen reiten, der Sonne entgegen, nichts hält mich auf.

Durchlebe ICH einen schlechten Tag, wirft meine Zufriedenheit eine Welle nach unten, ich nenne diese −1. Wenn dann alles glatt läuft, schwingt meine Welle nach oben, demnach +1.

+1 und −1 können über den Tag hinweg variieren. Klar, der Mensch ist keine Maschine. Ausschlaggebend ist, dass sich die Wellen immer wieder einpendeln und wir zufrieden sind.

Stecke ich in meinem SUCHT-ICH, läuft da etwas schief.

Gut drauf heißt, ich schieße direkt auf +3, ziemlich weit, ziemlich hoch und oftmals über das Ziel hinaus.

Im Gegenzug falle ich dementsprechend tief auf −3.

Schwinge ich von +3 auf −3, bezeichnet man das als manisch depressiv.

Himmelhoch jauchzend und zu Tode betrübt.

So richtig zufrieden bin ich noch nie gewesen, weiß also auch nicht, wo sich meine Mitte befindet. Ich schwinge von unten nach oben, zehn bis zwanzig Mal über den Tag verteilt, für mich unkontrollierbar. Meinen Tiefpunkt bemerke ich erst, wenn ich wieder auf dem Weg nach oben bin.

Eine Wohnung für Härtefälle

Wohnungsbesichtigung! Diesmal wird es was! Das habe ich im Urin, sagt man doch so. Meine Mutter jedenfalls hat das immer gesagt, wenn sie der Meinung war, dass heute etwas Gutes passiert.

Im Urin hatte ich immer jede Menge Drogen...

Das hat mir die Polizei einige Male bestätigt. Oft hatte ich so viel im Urin, dass sich die Mitnahme aufs Revier, vorausgesetzt ich saß am Steuer, nach dem Test als angemessene Maßnahme erwies. Meist war es aber zu wenig Stoff, um mich endgültig aus dem Verkehr zu ziehen.

Hochmotiviert und mit positiver Energie im Urin mache ich mich auf den Weg zur Wohnungsbesichtigung. Der Wohnungsmarkt in Nürnberg ist derzeit sehr überlastet, ich kann mich aber nicht erinnern, dass dies jemals anders gewesen ist. Es gestaltet sich also so oder so schwierig, eine Bleibe zu finden.

Ich hatte einen Wohnberechtigungsschein bei der Stadt Nürnberg beantragt. Dieser Schein soll mir eine zeitnahe Wohnungsvermittlung sichern.

Sozialbauwohnung – hätte nicht gedacht, dass Sozialbauwohnungen so benötigt werden beziehungsweise es so viele Menschen gibt, die Sozialhilfe beziehen.

Zu jeder Wohnungsbesichtigung, auf der ich bis jetzt gewesen bin, kamen mindestens zwanzig, manchmal aber auch bis zu fünfzig Interessenten.

»Vielen Dank für ihr Interesse Herr Forster, wir melden uns!«

Wie ich den Spruch kenne...

Verdammt nochmal, ich hasse euch alle! Ihr Makler-, Beratungs-, Jobmanager-, Fallmanagement-Assistentenschweine...

Ich habe die Hoffnung schon fast aufgegeben, da bemerke ich auf Immowelt.de, dass eine Wohnung wieder und wieder angeboten wird.

Zwei Tage drauf fahre ich mit dem Rad meiner Mom zur Besichtigung. Die Wohnung befindet sich in 90443. Cool, da habe ich früher schon mal gewohnt. Das war die Wohnung mit den Horrorvermietern, also back to the roots.

Die Fahrradnavigation meines vertraglich nicht auf mich laufenden iPhones lotst mich zu meiner Enttäuschung direkt vors Twelve. Scheiße Mann.

Ich riskiere den Blick. Das Haus sieht von außen schon echt mies aus. Bröckelige Fassade, verdreckte Fensterscheiben. Die untere Glasscheibe der Eingangstür ist zerbrochen. War bestimmt wieder einer dieser Twelve-Assis!

Das Treppenhaus ist ganz in Ordnung, abgesehen von den lose herumliegenden Kacheln.

Das zu betrachtende Wohnobjekt befindet sich im ersten Stock. Es muffelt ein wenig. Der Vormieter öffnet die Tür, begrüßt mich wie seinen besten Kumpel.

»Wolle Wohnung vermiet?«

Schon wieder so einer...

»Ich würde mich auf jeden Fall mal umschauen!«

Zwei-Zimmer-Wohnung. Der Eingangsbereich ist nicht gerade groß, aber ausreichend. Die beiden Zimmer befinden sich jeweils auf der linken Seite.

Am Ende eines schmalen, langgezogenen Flurs befindet sich das Badezimmer, auf der rechten Seite eine Küche. Soweit so gut, die beiden Räume sind unheimlich vollgestopft. Ich glaube, die wohnen zu siebt in der kleinen Bude. Es ist dreckig und jeder Raum ist mit einer anderen, schrillen Farbe bepinselt. Die Küche ist wild zusammengestückelt. Das Badezimmer gleicht einer Katastrophe. Alte Fliesen, kackbraune Kacheln, ein ekelhafter Boden und alles mit triefend nassen Handtüchern vollgepackt.

Außerdem ist es verdammt warm.

Mittlerweile hat sich auch der Makler zu uns gesellt.

»Die Wohnung könnten Sie haben.«

»Ich bin derzeit arbeitslos, die Miete würde vom Jobcenter übernommen werden.«

»Das habe ich mir schon gedacht.«

»Die Wohnung kostet 250 Euro plus 195 Euro Nebenkosten. Bei Vertragsabschluss wird eine Provision von 2,38 Kaltmieten fällig. Die Kaution beträgt 1200 Euro.«

Ich komme ins Grübeln. Gegend scheiße, Wohnung scheiße, Vormieter scheiße. Aber, und darauf kommt es an, ich habe zum ersten Mal nach einem Jahr der Absagen die Chance auf eine eigene Bude. Streichen kann ich, und das Badezimmer richte ich schon irgendwie her. Gibt nur ein Problem. Die Miete liegt über dem Arge-Satz!

»Mensch Junge, überleg doch mal. Es gibt zum Beispiel die Möglichkeit, einen Härtefallantrag beim Jobcenter zu stellen. Die zahlen dir den üblichen Satz, und den Rest legst du halt oben drauf.«

Fuck, der kann Gedanken lesen. Ich habe es gewusst. Die ganzen Psychologenaffen aber, die mich chancenlos geredet hatten, lagen allesamt falsch.

»Außerdem ist die Wohnung perfekt geeignet für junge Leute. Zentrale Lage, direkt vor der Haustür eine angesagte Discothek. Die Wohnung passt einfach zu dir!«

Ich schaffe es tatsächlich, das Jobcenter zu überzeugen, und am 15.12.2012 beziehe ich meine neue Wohnung, mein neues Reich, mein neues Leben.

Nachdem ich die ganze Bude wie ein Irrer mit Chlor gereinigt habe, wirkt sie gar nicht mehr so schlimm. Der Vormieter hat frisch gestrichen. Mit Liebe, etwas Geschick und Einsatz in vier Wänden werde ich mich hier mit der Zeit schon wohlfühlen können.

Ich habe erstmal nicht viel, also in der Wohnung und allgemein.

Mein Hab und Gut passt in einen Koffer. Die Wohnung ist komplett leer.

Erstes Aufeinandertreffen mit Julia

Kurz nach halb zwei. Scheiße, ich bin echt spät dran. Warum sich das Bühne-Abbauen auch immer so ziehen muss …

Ich brettere die Straße entlang. MP3-Player auf voller Lautstärke, Stöpsel im Ohr. Hoffentlich halten mich die Bullen nicht an, denn ich fahre ohne Vorderlicht. Das Rücklicht blinkt zumindest in unregelmäßigen Abständen. Die Straßen sind glatt, egal! Muss mich beeilen.

Zwischen Friedrich-Ebert-Platz und Plärrer führt mich eine steile Bergabfahrt übers Tiergärtnertor. Direkt vorbei an den Burgmauern. Einige Meter bevor die Abfahrt beginnt, trete ich noch einmal richtig in die Pedale. Während das Rad durch den Abwärtstrieb immer mehr Geschwindigkeit aufnimmt, lasse ich den Lenker los und schließe meine Augen. Der Wind peitscht mir ins Gesicht. Ich lausche dem Klang meiner Musik. Für einen kurzen Augenblick lege ich mein Schicksal in die Hände des Leichtsinns! Ich zähle die Sekunden, werde immer schneller, strecke meine Arme nach hinten und verlagere mein Gewicht. Immer wenn ich es kaum noch aushalten kann, schießt dieses irre Gefühl durch meinen Körper!

Ich bin auf dem Weg ins Twelve, zwei Mädels warten auf mich. Rebekka und Jo, ich denke mal Johanna, bin mir da aber nicht so sicher, ist aber auch egal. Zwei blonde, hübsche, achtzehnjährige, angehende Psychologiestudentinnen, frisch von der Schule. Nach dem Abitur erstmal Party machen und abschalten, Jungs daten und sich richtig die Kante geben. Einfach mal den ganzen Stress der letzten Wochen und Monate hinter sich lassen. Da bin ich natürlich genau der richtige Ansprechpartner.

Das Partyfeiern ist wieder fester Bestandteil meines Lebens geworden. Wenn ich darüber nachdenke, ist es das Feiern, die Party, das Besoffensein, was mich am Leben hält. Was bleibt mir auch anderes übrig. Mir ist absolut bewusst, dass ich niemals aus dem Hartz-4- und Vorbestraftensumpf entkommen werde, wenn ich nicht aufhöre, mir die Kante zu geben. Aber wie gesagt, ich habe verschissen. Deshalb ist es auch egal, was ich hier mache. Und wenn ich an einer Alkoholvergiftung sterbe, interessiert es niemanden.

»In den Augen unserer lieben Mitmenschen bin ich ein asoziales Arschloch! Aber ich bin zumindest nicht mehr kriminell, nur weil ich saufe!«

Ich weiß auch genau, warum ich saufe. Ich saufe, um zu vergessen, um Spaß zu haben. Um total betrunken von meinen Träumen zu erzählen, von meinen Zielen und Hoffnungen, die da wären…

Geld haben und mit zweihundert Frauen schlafen. Wenn ich eines Tages in den Spiegel blicke und hinter mir gerade zwei bildhübsche Frauen aus meinem Designerbett klettern, habe ich mein Ziel erreicht. Wenn es mir schlecht geht, ich beispielsweise im Lager für 5,50 Euro buckeln muss und insgeheim ganz genau weiß, dass die Welt nicht viel mehr zu bieten hat, dann stelle ich mir vor, wie ich zum Arzt gehe, ihm Erektionsstörungen vorspiele, er mir Viagra verschreibt und ich dann in Swingerclubs oder All-you-can-fuck-Etablissements absteige. Wie ich Unmengen von Schnaps, aber keine Drogen, denn ich bin nicht mehr kriminell, in mich hineinpresse und es mir endlich gut geht.

Ich vertrete meine Meinung, so wie ich es auf Therapie gelernt habe.

Offen und ehrlich mit meiner Vergangenheit umgehen, der Rest kommt von alleine...

Endlich da, kurz vor zwei. Das Fahrrad meiner Mutter, das ich mir trotz ihres Verbotes ausgeliehen hatte, habe ich in weiser Vorsicht einige hundert Meter vom Disko-Areal entfernt abgestellt. Ziemlich genau an derselben Stelle wie vor sechs Jahren, den Anfängen meiner Partyzeit.

Ich stehe im Eingangsbereich, bin aufgeregt, weil ich nüchtern bin und weil ich die beiden ja überhaupt nicht kenne. Ich kann mich nicht einmal daran erinnern, wie Rebekkas Nummer in mein Handy gekommen ist. Telefoniert haben wir auch nicht, nur geschrieben, das macht man heute doch so.

Weit und breit keine Spur von den beiden. Der blaugefärbte Long Island Ice Tea in meiner Rechten, eingefüllt in ein Weizenglas, symbolisiert mein Scheitern. Mein Vorsatz, wenigstens in den ersten Minuten unseres Kennenlernens nüchtern zu sein...

Scheiß drauf. Mein Handy klingelt.

»Ja, hallo hier ist Jojo... Bist du schon da? Ich komme jetzt raus und hole dich. Ich trage rote Schuhe, du wirst mich erkennen.«

Da kommt sie auch schon. Während ich lässig an meinem Drink nippe, läuft sie mir entgegen. Komplett in schwarz gekleidet, knackige Figur, lange blonde Haare kombiniert mit knallroten Stöckelschuhen: High Heels, bämm! Der Eingangsbereich – ihr Laufsteg. Die Trunkenbolde um sie herum erblassen im Funkeln ihrer Ausstrahlung. Sie alleine macht diese abgefuckte Sammelstelle an Einfallspinseln zu einem Ort der Anziehung und Eleganz!

»Jo, was läuft? Du bist die Jojo, ich bin der Dominik, freut mich. Wo ist Rebekka?«

»Folge mir ...«

Sie läuft voraus, ich torkle hinterher, trunken vor Begeisterung. Ihre blonden Locken wippen auf und ab. Ich versuche ihr nicht auf den Hintern zu glotzen, vergeblich. Gedanklich reibe ich mein Gesicht bereits an ihren Pobacken, ihr praller Hintern umhüllt von Nylon ...

»Leck mich am Arsch!«

Ich sehe es schon vor mir. Im Nebel der Discolichter bilden unsere Körper eine Einheit, wir verschmelzen. Der Rhythmus der Nacht – mit ihr kann ich ihn leben ...

»Das ist Rebekka!«

Scheiße Mann, was ist denn das für eine ... und was hat die da im Gesicht? Ich bin ehrlich gesagt total schockiert, würde gerne lachen, dann weinen, dann wegrennen. Bin mir unklar, in welcher Reihenfolge, bin überfordert, dann sage ich:

»Hallo.«

»Drei Vodka Energy bitte«, das wird die Stimmung etwas auflockern ...

»Danke, wir trinken beide nicht!«

Schlag ins Gesicht ... Äh? Krass, von so etwas habe ich schon gehört ...

Nicht einmal in meinen tiefsten Träumen hätte ich armseliges Würstchen damit gerechnet, solch starken Persönlichkeiten begegnen zu dürfen.

»Ja, klar, verstehe ich! Ich persönlich trinke auch nicht so oft.«

»Genau, man kann ja auch ohne Alkohol Spaß haben!«, fügt Rebekka besserwisserisch wie ein Klassenstreber hinzu und zerrt Jo mit auf die Tanzfläche.

»Alte Ökoschlampe«, aber was soll's!

Auf der Tanzfläche ist gerade die Hölle los.

Rebekka und Jo tanzen miteinander. Ich nicke im Takt auf

und ab und ergötze mich an dem mir Präsentierten.

Mit jedem Nebel, den der DJ auf die Tanzfläche pustet, ziehe ich eine kleine Jägermeisterflasche aus meiner Hosentasche...

»Jaa Mann!«

Nach einer Stunde Tanzen und fünfzehn Nebelschwaden später bin ich sowas von straff, wanke durch den Raucherbereich.

Von Bekka und Jo...ko...?? keine Spur.

»Dome, kann das sein?«

Darauf folgt ein plumpes und halb genuscheltes »Hä, was?« von meiner Seite.

Durch meine zusammengepressten Sehschlitze kann ich Martina, die Mutter von Ace, erkennen. Sie ist total betrunken, ihr Kleid hängt auf halb acht – passend zum Augenlid.

Ein unverständliches Wort ergibt das andere und nach einigen Höflichkeitsfloskeln liegen wir uns grölend in den Armen. Seit ich Martina kenne, stolpere ich ihr immer dann über den Weg wenn... ach, keine Ahnung.

Nachdem wir den Partyfotografen fertig genötigt haben, diverse Pics von uns zu schießen, stürmen wir als Duett die Tanzfläche. Vorher aber noch eine kurze Dancemove-Besprechung an der Bar.

»Und dann bin ich letzens, ey, mit so zwei blonden Mädels weggewesen, ey, scheiße, war ich prall!«, erzähle ich voller Stolz die alten Geschichten...

Dann folgt, was jeder guten Partynacht die Lichter ausknipst.

Licht geht an, alle raus, Hände sind noch schwitzig...

»Dome, komm doch noch mit zu mir, Party machen!«

Es muss gegen 6 Uhr gewesen sein, als wir bei Martina zu Hause ankommen. Ihre Wohnung sieht noch genauso aus wie vor drei Jahren, nichts hat sich verändert, nichts verbessert.

Mittelpunkt von allem ist immer noch die Küche, selbst der vollgestopfte Aschenbecher steht noch an selber Stelle.

In der Küche haufenweise Leute, lamentieren vor sich hin...

Während ich mir gerade die letzten Schnapsreserven aus dem Kühlschrank zusammenschütte, werde ich von Ace' Cousin ordentlich durchgeschüttelt...

»Scheiße, Dome, Alter! Hast dich ja voll verändert. Schön, dass du hier bist!«

Vor mir steht ein sichtlich in die Jahre gekommener Bernd. Was ist denn mit dem passiert, total im Arsch der Gute...

»Ich muss dir unbedingt jemanden vorstellen. Julia heißt sie. Megascharf... meine Traumfrau.«

»Hey Schatz, das ist Dome. Du weißt schon, der von Ace. Dome ist sowas wie eine Legende bei uns, einer der ganz Großen.«

Ich will ihr gerade die Hand geben, als...

»Das ist der Dome? Legende? Der wirkt auf mich eher wie ein Versager.«

»Was bist du denn für eine alte, verbitterte Hexe? Halt bloß deine Klappe!«

»Wage es nicht, so mit mir zu reden, du Trottel. Knöpf dein Hemd zu, wenn du kein Sixpack hast, das sieht total lächerlich aus.«

Eine weiße Linie

»Domsen, hier spricht dein Meister, Dillon! Hast du jetzt endlich die 180 Euro überwiesen? Silvester in Berlin steht! Wir können bei meinen Kumpel pennen. Du weißt, der hat gerade seine Therapie erfolgreich absolviert und wir können bei dem einmarschieren. Kein Problem, der ist clean, entschlossen und seriös. Der hat auf diese ganze Scheiße keinen Bock mehr. Dem können wir vertrauen und mir sowieso!«

30.12.2012. Ich stehe am vereinbarten Treffpunkt, warte auf den Meister.

Es ist noch ziemlich früh und der Bahnhofsblues, den die Besoffenen vor sich hinträllern, trägt in jeder Stadt die gleichen Noten.

Dillon flackt an einem Imbiss, ich freue mich, ihn zu sehen, denn er ist einer der wenigen, die ich kenne, der dasselbe durchmacht wie ich.

Mit dem Reisebus fahren wir von Würzburg nach Berlin. Der Partybus ist vollgepackt mit guten Sachen, die das Leben schöner machen!

Zumindest für das Durchschnittsalter 50 plus...

Rings um uns herum wird mit »lecker Sekt« auf ein erfolgreiches Unternehmerjahr angestoßen.

»Dillon, komm schon? Wo hast du die Reise denn wieder gebucht?«

»Ja also ehrlich gesagt, hat die Reise meine Mutter klar gemacht, aber scheiß doch drauf, in ein paar Stunden wird derbe abgefeiert!«

Das »derbe Abfeiern« als Belohnung hat mich schon üble Dinge überstehen lassen und funktioniert heute noch.

Unser Hotel befindet sich in der Nähe des Flughafens. Das Hotel ist an sich ganz schick, nur komme ich mir alle zwanzig Minuten vor wie auf der Landebahn.

Erstmal wird beim Inder um die Ecke vorgeglüht, dann folgt Vodka Energy aus Pappbechern, wie man das im Businesshotel halt so macht. Es ist gerade 17 Uhr, aber das stört nicht.

»Ich will unbedingt ins Kuhdorf aus ›Berlin Tag und Nacht‹!«

»Ich will unbedingt in den Tresor!«

Technomucke vs. Kommerzdisco mit Promillemusik.

Nach einer weiteren halben Flasche des edlen Gebräus biete ich an: heute Techno, morgen Party.

Vollgetankt bis oben hin schlendern wir durch Berlin.

»Ey icke bin's, weeste, wo hier Pardy ubgeht?«, gröle ich.

»Halt doch die Fresse Mann, ich habe keinen Bock, dass wir direkt wieder Probleme bekommen.«

»Komm schon, als wäre das jemals der Fall gewesen!?« Ich schmunzle.

Wir haben natürlich keinen Plan, wo wir langmüssen, und Berlin ist schon eine Ecke größer als mein geliebtes Nürnberg. Dillon lotst uns geschickt in falsche S-Bahnen, ich torkle hinterher und kralle mir alles, was nicht niet- und nagelfest ist. Aschenbecher, Tischdeko, all sowas, kann man schließlich immer gebrauchen.

Ich könnte jetzt noch erzählen, wie wir die ganze Nacht durch die Gegend gefahren sind und wir es geschafft haben, in keinen einzigen Technoclub reinzukommen.

»Meister, det wird so nüscht!«

»Bitte was?«

Mein Kopf dröhnt tierisch am nächsten Morgen. Tagesplanung Schritt Nr. 1:

»Ich will unbedingt ins MV, da, wo Sidos Block ist!«

»Ich will unbedingt zur Hasenheide, Koks besorgen!«

»Dillon Mann! Tickst du noch ganz sauber? Ich fahre ganz bestimmt nicht zur Hasenheide und kaufe Koks. Saufen geht klar, aber keine Drogen. Außerdem sind wir heute Abend bei deinem Kumpel, der startet einen neuen Versuch, da kannst du doch nicht zugeballert auftauchen, außerdem packe ich das gar nicht!«

»Ja also, um ehrlich zu sein, habe ich vor einiger Zeit herausgefunden, dass der schon länger aus der Therapie geflogen und schon wieder auf Heroin ist. Da können wir heute Abend eh nicht hin.«

»Du bist doch eine Pfeife!«

»Sorry, aber dafür habe ich herausgefunden, wo wir super günstig einkaufen können! Komm, wir gehen da hin!«

Dillon führt mich in den Primark, ich kaufe mir zwei Paar Schuhe, fünf T-Shirts, zwei Hosen und eine Jacke für 114,47 Euro.

Ich habe es nicht geschafft, Dillon davon abzubringen, sich Koks zu besorgen.

Wir stehen also an der Hasenheide, U-Bahnhaltestelle Hermannplatz.

Dillon verschwindet mit einem Immigranten hinter einem Busch. Ich bleibe abseits stehen. Während ich sinniere, wie ich schon wieder in so eine Situation geraten bin, stürmen vier bis sechs Wilde an mir vorbei…

Kurz darauf fällt ein Schuss!

Ein käsebleicher Dillon stürmt aus dem Gebüsch.

»Glotzt nicht so. Weg hier!«

Das MV ist gefühlte hundert U-Bahnstationen weg. Mittlerweile habe ich aber schon gar keinen Bock mehr auf Sidos Block, mir ist kotzübel vom U-Bahnfahren. Also wieder zurück ins Hotel. Noch ne Pulle Vodka für den Abend.

»Domsen, sorry Mann, das war so nicht geplant!«

Während er sich noch dafür entschuldigt, was gerade passiert ist, bastelt er sich schon wieder den nächsten Anlass für eine Entschuldigung zurecht. Hackt sich sein Gramm Koks mit einer Rasierklinge auf. Das war von Anfang an sein Plan gewesen, aber jetzt im Moment bin ich ihm überhaupt nicht böse.

Ich sitze daneben, keinen Meter vom weißen Teufel entfernt. Es ist jetzt an die drei Jahre her, seit dem letzten Mal… Alles um mich herum verschwimmt, der ganze Ärger, der ganze Frust – der mit einem Zug weg ist – würde sich in Staub auflösen! Meine Fingerkuppen kribbeln. Wieder dieses irre, aufregende Gefühl vor einer Linie. Endlich wieder explodieren, aus meinem Käfig ausbrechen, wieder jemand sein – der EINE sein!

Ich beobachte Dillon, wie er sich seine Lines zurechtlegt. Ihm tropft dabei fast der Speichel von der Lippe. Ich glaube, nichts und niemand und schon gar nicht meine Wenigkeit könnte ihn jetzt davon abhalten, diese Line weg zu rotzen, genauso wenig wie mich!

»Gib mir den Schein!«

»Was?«

»Los jetzt, gib mir den Schein!«

Verdammt, warum freut der sich so?

Januar 2013, Mudra Subway! Sieht nicht gerade vielversprechend aus.

Ich klopfe vorsichtig an die Bürotür eines Sozialarbeiters, sein Name: Norbert Wittmann.

Langsam öffne ich die Tür, nicht wissend, was mich erwartet. Auf eine weitere »Schön, dass du da bist«-Therapeutennummer habe ich keinen Bock.

»Ah, du bist bestimmt der Dominik! Komm rein, setzt dich. Cool, dass du da bist. Wie geht es dir?«, grüßt er mit einer lässigen Bürostuhldrehung.

»Danke gut!«, antworte ich und nehme Platz. Sein Büro wirkt auf mich irgendwie beklemmend. Links im Raum steht ein Schreibtisch. Über dem Schreibtisch ist eine Korkwand mit lustigen Postkarten befestigt, Therapeutenwitze ... Sein Büro ist ziemlich vollgestopft, aber nicht unordentlich. Gegenüber der Korkwand hängen einige Zeitungsberichte. Norbert ist auf einer Bäckertüte abgebildet. Das Bild zeigt ihn beim Joggen, mit Startnummer, einem breiten Grinsen und posierenden Daumen direkt in die Kamera. Zu gut, um nicht gestellt zu sein. Er hat eine wahnsinnige Ausstrahlung auf dem Bild, aber auch jetzt inmitten dieser Hundehütte. Wahrscheinlich hat er gerade eine dicke Gehaltserhöhung bekommen, das würde sein Grinsen erklären. Verdammt, warum freut der sich so?

»Komm, setz dich.«

Rechts hinten markieren zwei Stühle und ein kleiner runder Tisch die Gesprächszone. Auf dem Tisch steht eine Schale mit matt-roten Steinen. Der ist bestimmt so ein Esoterik-Freak.

Norbert trägt seltsame Klamotten. Bergsteigerzeug mit einer selbstgehäkelten Mütze, unter der sich blondes Haar kräuselt, wie so kleine Goldlöckchen. An der Wand hängt ein Faltblatt. Norbert führt eine Gruppe an, läuft über einen Bergpass. Sieht schon fett aus, ganz anders als dort, wo ich wohne. Was ich kenne, ist Fixergegend, umgeben von einer Assidisco, acht Spielotheken und dem Rotlichtviertel im Anschlag.

»Du interessierst dich also für ›Über den Berg‹? Freut mich sehr, dich mit dabei zu haben. Erzähle mir doch ein bisschen aus deinem Leben. Was machst du und was beschäftigt dich?«

Seine ruhige und gutgelaunte Art macht mir Angst.

»Ich bin arbeitslos, Standard! Und ich war vor kurzem in Berlin. Ich bin da mit meinem Kumpel hingefahren, Dillon heißt der. Ja, ich weiß schon, aber der heißt wirklich Dillon. Wir haben einen Kumpel von ihm besucht. Ich hatte mit Dillon zusammen Therapie gemacht und sein Kumpel aus Berlin war ebenfalls frisch von der Therapie. Dillon hatte mir geschworen, dass der clean ist. Ich wollte einfach mal den Kopf frei kriegen und Party machen.

Wie du dir vorstellen kannst, ist alles ganz anders gelaufen, ich meine, ich trinke ziemlich viel in letzter Zeit, ich weiß schon, dass es das alles nur noch schlimmer macht, aber besoffen ist alles erträglicher. An Silvester habe ich bestimmt meinen Promillerekord gebrochen, aber nur, weil Dillon sich Koks besorgt hat und ich es anders nicht geschafft hätte, nein zu sagen.«

Das geht noch eine ganze Weile so, also dass ich erzähle und er zuhört, wirklich zuhört.

»Und dann reiße ich Dillon den Schein aus der Hand, packe mir die Bankkarte und schabe all das Koks auf einen Flyer –

gehe rüber zum Badezimmer und lege alles feinsäuberlich auf den Badezimmertisch.

›…Hier, nimm deinen Schein wieder. Mach das im Bad, ich kann dir echt nicht dabei zuschauen.‹«

Wittmann schaut mich an, lehnt sich zurück und verschränkt die Arme.

»Du hast dich in eine Gefahrensituation begeben, das war ein erneuter Alkoholrückfall.«

Standard-Therapeutensätze. Wenn ich mit »über den Berg« will, muss ich mir dass Gesülze wohl oder übel reinziehen.

Norbert wirkt so, als wolle er Anlauf nehmen, schnauft einmal tief durch, beugt sich wieder zu mir rüber und sagt:

»Puh, heftige Situation, starke Nummer!«

»Häh? Was für eine Nummer?«

»Das Zeug lag direkt vor deiner Nase und das war doch genau deine Droge. Und trotzdem hast du es geschafft zu widerstehen. Starke Leistung!«

Ich weiß gar nicht mehr, was ich drauf geantwortet habe, wahrscheinlich gar nichts.

Ich habe noch nie mit so einem Therapeuten geredet. Der feiert gerade total ab, dass ich fast rückfällig geworden, nur haarscharf daran vorbeigeschrammt bin. Ob er anders reagiert, wenn ich ihm erzähle, dass ich den ganzen Abend noch heftig randaliert habe?

»WIE GEHT ES DIR?«

Eine wichtige, eine ehrliche, eine charmante, aber auch eine tiefgründige Frage, die auf Anhieb schwer zu beantworten ist.

Ich weiß ja oft selber nicht einmal, wie es mir gerade geht, wie soll ich da meinen Gefühlszustand jemand anderem mitteilen? Wenn es mein Gegenüber wirklich interessiert, wie es mir MIR geht, will ich ihm auch eine vernünftige Antwort geben.

Ich hole tief Luft…

Vater alkoholkrank, hat sich behindert gesoffen. Nachdem er seine Firma, Eigentumswohnung und unsere Familie zugrunde gesoffen hat, tut er alles, um sich tot zu saufen. Das hat er uns immer und immer wieder gesagt. Als würden wir so etwas vergessen.

In den letzten zwei Jahren muss es sehr schlimm gewesen sein. Da hat er in die Wohnung gepisst und geschissen! Einige Male habe ich ihn im Krankenhaus besucht, um mich von ihm zu verabschieden. Ich schrecke auf, wenn mein Handy klingelt. Mein kleiner Bruder ruft nur im Notfall an: Wenn er Papa tot auffindet. Nichts anfassen, aus der Wohnung raus, Notarzt anrufen, kurz darauf mich. Haben wir so ausgemacht.

Mama hat eine Wohnung gefunden und arbeitet in einer Behindertenwerkstatt. Sie musste oft eingewiesen werden. Sie ist manisch depressiv, Borderliner, medikamentenabhängig und hatte schon so gut wie jede Krankheit wie zum Beispiel Eierstockkrebs, Blaseninfektion, anaphylaktischer Schock.

Wir streiten sehr oft, wenn wir uns sehen.

»Die hat einen totalen Schaden, völlig irre!«

So erkläre ich mir ihren Zustand, vielleicht bin ich aber auch nur unfähig, ihn zu verstehen.

Sie ist so unvernünftig. Sie darf aufgrund ihrer Augenkrankheit nicht mehr als sechs Kilo heben, weil sie sonst daran erblinden kann, schuftet aber bei meinem Opa, macht Gartenarbeit, weil sie ihm helfen will. Eine falsche Bewegung, und sie ist blind.

BLIND! Kein Knie, das wieder heilt, einfach blind, für immer!

Ich würde mir ohne mit der Wimper zu zucken ein Bein abhacken lassen, wenn sie im Gegenzug nur wieder gesund werden würde oder ich dadurch meinen Superhelden-Papa zurückbekommen könnte.

Ich stehe auf einem dunklen Parkplatz, meines ist das einzige Fahrrad, das dort noch herumsteht.

»Wie geht es Dir?«

Woher kommt diese Frage? Wer hat diese Frage zum ersten Mal gestellt? Und warum hat er diese wichtige Frage überhaupt gestellt? Ich sehe nur, wie sie im Laufe der Zeit an Bedeutung verloren hat. Wie sie zu einer Art unbedeutendem Zusatz des mündlichen oder schriftlichen, nicht förmlich erfolgten Grußes »Hallo« geworden ist.

»Hallo, wie geht's?« – stellvertretend für: Beachte mich.

Warum dann nicht gleich: »Halt die Schnauze!« – so ein Haterkommentar der Community.

Erstes Date mit Julia

Ich stehe am Bahnhof direkt vor dem Buchladen. Ich warte immer an derselben Stelle, wenn ich mich mit jemandem treffe. Das ist fast schon zu einem Ritual geworden. Normalerweise stehe ich ein Stockwerk höher. Von oben die Lage checken. Ich warte aus sicherer Distanz und entscheide dann. Das habe ich immer so gemacht.

Ich bin betrunken und nervös. Ich stapfe auf und ab, habe verschwitzte Hände. Schon zehn Minuten überfällig.

Vielleicht ist ihr etwas zugestoßen?

Da vorne ist sie ja!

»Auf wen wartest du denn?«, frage ich.

Sie trägt lange braune, Locken, dazu einen Pelzmantel.

Sie ist um einiges größer als ich, erscheint riesig.

»Ich warte auf meine Verabredung«, antwortet sie.

Stille.

Ich wippe auf und ab, schwinge meine Arme hin und her.

»Dann lass uns mal in die Stadt gehen. Wir können ins Cafe Bernd, das ist am Hauptmarkt.«

»Ok.«

Dann laufen wir durch die Stadt. Julia packt Zigaretten aus.

»Willst du auch eine?«

»Ja schon, danke.«

Wir laufen Zigarette rauchend nebeneinander. Sie kommt mir echt riesig vor. Ihr Pelz ist voluminös. Sie sieht wirklich hübsch aus, bestimmt total eitel und eingebildet.

So habe ich sie mir gar nicht vorgestellt. Ich frage mich

wirklich, warum ein Mädchen wie sie mit Ace herumhängt. Es will mir nicht in den Kopf.

»An was denkst du gerade?«

»An nichts Besonderes. Was ist jetzt mit Ace? Und seinem Bruder?«

»Habe ich dir doch erzählt. Ich habe Ace dreimal gesehen oder so! Jedes Mal hatte er eine total fertige Alte mit im Schlepptau. Ich habe noch nie jemanden gesehen, der im Knast gewesen ist, du bist der zweite. Ich kann mir aber auch gar nicht vorstellen, dass ihr beide so dicke Kumpels gewesen seid.«

»Ich auch nicht. Der Wichser hat mich eiskalt verraten.«

Sie guckt bloß.

»Und was ist mit seinem Bruder?«, füge ich hinzu.

»Nichts, was soll mit ihm sein. Ich bin halt ein paar Mal mit ihm ausgegangen, nur so zum Spaß!«

Im Cafe Bernd habe ich vor acht Jahren Hausverbot bekommen, weil Tomsen der Spast ne Pulle Schnaps von der Theke gezockt hat.

»Du riechst doch total nach Alkohol?«

»Quatsch. Wir sitzen in einer Bar, da riecht es natürlich nach Alkohol.«

»Zwei Zombie-Cocktails, aber die extra Großen!« Wir sitzen weit hinten.

»Ist der Platz für dich in Ordnung?«

»Ja, passt.«

Erste Dates sind grauenvoll. Da muss man sich von seiner besten Seite zeigen, darf nicht sagen, was man denkt. Und dann diese unangenehmen Pausen, in denen man sich anstarrt und überlegt.

Ich muss etwas sagen, aber was? Vielleicht sagt sie gleich etwas. Oh Mann, warum sagt sie nichts?

»Was machst du beruflich?«

»Wie geht Nutten prellen? Richtig. Zahlen und nicht ficken!«

»Wie bist du denn drauf?«

Gar nicht mehr?

Meine Gedanken rotieren. Wie wär's mit einer klaren Ansage?

»Stupides Reinhämmern ohne Gefühle ist nichts für mich. Ich sehne mich nach einem vernünftigen Austausch, ciao.«

So schon mal nicht. Mir fällt einfach kein guter Text ein.

Von der Toilette aus schicke ich ihr ein What's App Geschenkesmiley.

Auf die Frage »Oh was ist drin?« antworte ich mit dem grinsenden Kackhaufen.

»Du bist richtig hübsch und süß und ich freue mich, mit dir den Abend verbringen zu dürfen.« Genau diese Worte würde ich ihr verliebt ins Ohr säuseln – also wenn ich verliebt wäre und wenn ich ihr etwas ins Ohr säuseln würde.

Mit jedem Schluck werde ich mutiger, komme aus mir heraus, spiele mit der Kerze. Wir sprechen über Gott und die Welt, lachen, tuscheln, verstehen uns super. Ich fühle mich wohl in ihrer Nähe.

Das habe ich zumindest gedacht, als ich am nächsten Morgen mit heruntergelassener Hose bei mir zu Hause aufgewacht bin.

Julia muss mir den Wecker gestellt haben, sonst hätte ich volle Kanne verpennt.

»Muss verdammt gut gewesen sein, gestern!«

Sie hat meine Nachricht gesehen, aber nicht geantwortet. Am nächsten Tag immer noch keine Antwort.

»Ja ey, was läuft!« Keine Reaktion.

»Könntest du mir bitte verraten, warum du mir nicht antwortest?«

»Dass du dich überhaupt traust, dich bei mir zu melden!« Sie legt auf.

»Was ist denn passiert?«, frage ich, schicke einen sich schämenden Smiley hinterher.

Nachdem ich ihr grinsende Kackhaufen von der Toilette aus zugesandt hatte, hatten wir uns auf verspäteten Anhieb recht gut verstanden. Und während ich vergaß, dass dies unser erstes Date ist, hatte ich ein kleines Tischlagerfeuer aus Kerzen entfacht.

Fettnäpfchen NR 1.

Nach zwölf verkohlten Servietten und zwei zerstörten Kerzen wurde uns die letzte Kerze vom Kellner weggenommen. Als ich mir die vom Nebentisch krallte, wurden wir gebeten, das Cafe zu verlassen.

Fettnäpfchen NR 2.

»Wollen wir noch zu mir?«

Julia nickt.

»Da vorne wohne ich.«

»Du wohnst gegenüber vom Twelve? Krass.«

PLUSPUNKT

»Ich habe mich immer gefragt, wer denn in diesen zerstörten Häusern wohnt.«

Doch MINUSPUNKT.

Sie wirft nicht gerade mit Komplimenten um sich.

»Das ist nur vorübergehend!«, antworte ich in der Hoffnung, dass dem auch wirklich so ist.

»Ich bin noch nicht dazu gekommen, meine Lampen dran zu montieren, aber setz dich doch schon mal.«

Julia bleibt stehen. Ich stelle eine Flasche Vodka Energy und zwei Gläser auf meinen Wohnzimmertisch ab.

»Tut mir leid, wirkt tatsächlich noch etwas schäbig. Setz dich doch!«

»Ich stehe lieber. Danke!«

Lässig fläze ich auf einer umgedrehten Schublade, nippe an meinem Getränk, dann schenke ich nach...

Von Dave, meinem Kumpel, habe ich mir fette Boxen ausgeliehen, die fetzen richtig.

»Du blödes Arschloch, mach deine scheiß Musik leiser!«, brüllt einer der Nachbarn.

Ich schenke nach.

Die scheint ganz schön was zu vertragen. Russen halt.

Ich liege auf meinem Bett, alles dreht sich, kann mich nicht mehr bewegen. Arme über dem Kopf zusammengeschlagen. Ich hole tief Luft.

»Scheiße, ich muss kotzen. Du musst jetzt gehen!«

»Wieso muss ich jetzt gehen?«

Ich packe Julia am Arm und befördere sie zum Ausgang.

»Ja, aber mein Papa holt mich erst in einer halben Stunde.«

Tür zu.

Sechs Monate ohne Alkohol

»Um die medizinisch psychologische Untersuchung zu bestehen, musst du eine Alkoholabstinenz von sechs Monaten nachweisen!«

Ich schlendere über den Miriamplatz. Es ist kurz nach 22 Uhr. Ich komme gerade von einem Konzert. Ich stehe an der Straßenbahnhaltestelle. Mein Blick fixiert das Gelbe von McDonald's.

Ich werde heute keinen Alkohol trinken. Ich werde die nächsten sechs Monate keinen Alkohol trinken. Ich werde so lange keinen Alkohol trinken können, bis ich meinen Führerschein wiederbekommen habe, und wer weiß, wie lange das dauert?

Ich steige in die Straßenbahn, ohne Fahrschein, werde kontrolliert...

Was mache ich denn jetzt? Ohne Alkohol, meine ich!

Ich bekomme Angst. Keine abrupt auftauchende lähmende Angst mit Gänsehautüberzug, als würde ich mich erschrecken. Es fühlt sich eher so an, als würde sie sich langsam um mich herumschlängeln, mich umhüllen, und dass ich nichts dagegen tun kann außer zuschauen.

Zu Hause angekommen, setze ich mich auf die vorderste Kante meines Sofas. Mir fällt auf, dass ich das mittlerweile immer dann mache, wenn ich nicht mehr weiter weiß.

Während ich so dasitze, überlege ich ernsthaft, was ich tun könnte.

Was soll ich mit mir anstellen. Was treibe ich denn sonst so?

Freunde treffen!

Meine sogenannten Bros zocken Fifa. Wer ein Tor kassiert, muss einen trinken, wer ein Tor schießt, muss aber auch einen trinken. Und derjenige, der warten muss bis er an der Reihe ist? Na, der trinkt auch! Alle drei sitzen Zigarette rauchend nebeneinander und freuen sich ihres Lebens.

»Hey Nam, mir geht's nicht so gut. Ich habe Angst vor der Zukunft, weißt du? Ich habe Angst, dass ich meinen Stempel nicht mehr loswerde!«

»Welcher Stempel? Von der Post einen?«

Bei Nam bin ich mir nie sicher, ob er das, was er sagt, auch wirklich so meint. Ich kenne Nam seit sechs bis sieben Wochen. Nam ist ein Kumpel von Nils. Nils ist einer der wenigen Freunde, die mir geblieben sind.

»Jo, Domi, trink doch nen Vodka, dann geht's dir besser!«

»Ja, Mann, wir sind doch alle Brüder und stehen hinter dir«, fügt Nils hinzu.

Nach dreißig Minuten unter meinen Freunden habe ich es nicht mehr ausgehalten, denn noch vor ziemlich genau zweiunddreißig Minuten hatte ich ihnen erzählt, dass ich nicht damit klarkomme, sechs Monate lang auf Alkohol verzichten zu müssen.

Sich alleingelassen fühlen ist schlimm. Nicht verstanden werden auch.

Dieser Moment, wenn du das Treppenhaus im Dunkeln hinunterschleichst, dir wünschst, dass diese Treppen niemals enden und dir bewusst wird, dass dir deine Freunde nicht zuhören – können oder wollen sei mal dahingestellt... Dass du schon immer alleine gewesen bist, dies im Rausch nur nicht bemerkt hast.

Antrag mit Schloss

»Stirb langsam 5«! Endlich. Kann mich nicht erinnern, dass ich mich jemals so auf einen Film gefreut habe. Bruce Willis, ein Gigant, ein Vorbild, ein Macher!

Der 14. Februar 2013, heute ist Valentinstag! Mega. Das ist der perfekte Tag, um Julia einen Antrag zu machen. Keinen Heiratsantrag, aber einen Willst-du-mit-mir-gehen-Antrag für Erwachsene. Einen Beziehungsantrag eben.

Als ich in U-Haft saß, habe ich einen Beitrag über die Rheinbrücke in Köln im Fernseher gesehen. Tausende Menschen hatten da ihre Schlösser drangehängt. Auf dem Schloss sind die Initialen der zwei Verliebten und das Datum des Zusammenkommens eingraviert. Man hängt das Schloss an die Brücke und wirft den Schlüssel weg. So lange das Schloss dort hängt, dauert auch die Liebe an. Und da man ja den Schlüssel wegwirft, hält das für immer!

Mir ist schon klar, dass jede Beziehung trotz hängendem Schloss in die Brüche gehen kann, aber ich finde den Gedanken schön. Eines Tages werde ich dort mein Schloss aufhängen, zusammen mit meiner Freundin, meiner Partnerin, meiner einen großen Liebe!

Ich möchte Julia dieses Schloss widmen und sie gleichzeitig fragen, ob sie meine Freundin sein möchte.

»Ich werde immer ehrlich zu dir sein, verspreche dir Treue und vertraue dir. Mir wird es schwer fallen, aber ich tue es. Du musst wissen, ich hatte nie wirklich jemanden, dem ich vertrauen konnte. Ich hatte es einige Male wirklich vorgehabt, habe auch blind vertraut. Habe meine Hand ins Feuer gelegt, wurde aber immer enttäuscht. Ich selber bin keineswegs ein Unschuldslamm gewesen, habe viele Menschen enttäuscht. Meine Freundinnen habe ich betrogen, bis jetzt jede einzelne.«

Meine erste wirkliche Freundin, Leonie, war neun Jahre alt gewesen. Ich zwölf. Sie hatte als erstes versucht, mir das Küssen beizubringen. Ich weiß noch genau, dass meine zweite Freundin, ebenfalls eine Leonie, sich mit der erlernten Kustechnik von Leonie Eins überhaupt nicht zufrieden gab. So hat sich das auch fortgesetzt.

Was ich aber eigentlich sagen wollte, ist, dass ich und Leonie zwei Wochen zusammen waren , also zumindest außerhalb der Schule. Als Sechstklässler mit einer aus der zweiten Klasse zusammen zu sein, geht gar nicht.

»Da ist ein Määäädchen für dich an der Sprechanlage!«, hat meine Mama dann immer gesagt und fürchterlich dabei gegrinst.

Wir haben uns meistens auf den nahegelegenem Aktivspielplatz zum »Üben« verzogen. Ich kann jetzt nicht behaupten, dass ich in sie verliebt gewesen bin, aber war doch enttäuscht, als sie von einem auf den anderen Tag geklingelt und mir mitgeteilt hat, dass sie jetzt lieber mit Anton geht.

Auch bei Freundin zwei, drei und vier lief das so. Ich frage mich: Wenn man eine Woche miteinander geht, obwohl man überhaupt nirgendwo miteinander hingegangen ist, kann man das dann überhaupt so nennen?

Selbst Nadine, mit der ich mein erstes Mal gehabt habe, hat sich dann für einen DHL-Fahrer entschieden. Vielleicht war mein dreimaliges Versagen ausschlaggebend, vielleicht ist sie aber auch nur eine Schlampe.

Spätestens bei Bianca habe ich dann bemerkt, dass Beziehung immer nur dazu da ist, um dem anderen weh zu tun. Und ich wollte nicht mehr verletzt werden.

Seven hat mir dann gründlich gezeigt, wie es sich anfühlt, wenn man belügt und betrügt.

Bei Julia soll das jetzt alles anders werden. Deshalb bekommt sie auch einen Antrag.

Vor der Brücke mit Schloss, allerdings nicht der in Köln, sondern der in Nürnberg. Die habe ich durch Zufall entdeckt. Das scheint noch ein richtiger Geheimtipp zu sein.

Ich treffe mich mit Julia um 19 Uhr am Bahnhof. Sie weiß noch nicht, in welchen Film wir gehen, hoffentlich gefällt er ihr. Nach dem Film gehen wir spazieren, dann bleibe ich unauffällig vor den Schlössern stehen, ziehe das Schloss aus meiner Tasche, falle auf die Knie und stelle die Frage aller Fragen.

Super Plan, Standard! Kinokarten habe ich im Vorhinein besorgt, das Schloss ist jedoch nicht rechtzeitig angekommen. Ich hatte das Schloss vor zwei Wochen bei einer Schlosserei in Auftrag gegeben.

Sie haben es nicht geschafft, meine Gravurvorlage einzuarbeiten, deshalb habe ich beschlossen, ein weiteres Schloss zu bestellen. Nicht ganz so schön und aufwendig verziert wie der erste Entwurf, aber Hauptsache, es ist rechtzeitig da.

Julia ist nicht allzu begeistert von meiner Filmauswahl, das sehe ich ihr an. Jeder Pistolenknall lässt sie zusammenzucken.

Geschickt lege ich meinen Arm um sie! Ich bin schon total aufgeregt. Was, wenn sie nein sagt?

Nach reichlicher Überlegung bin ich zu dem Entschluss gekommen, einfach wegzurennen, sollte sie nein sagen!

Es ist bereits dunkel. Der Zeitpunkt scheint gekommen: In ein Gespräch verwickeln und zum Zielort führen, denke ich mir.

Doch mehr als ein dumm wirkendes »Äh« bekomme ich gerade nicht aus mir heraus.

Jetzt komm, mach schon, versuche ich mich selbst in Gedanken zu motivieren!

»Wie hat dir der Film gefallen?«

Julia schluckt! Ich denke, sie überlegt gerade, ob sie mir ihre ehrliche Meinung verklickern soll.

»Naja, der Film bestand zu 90 Prozent aus sinnlosem Herumgeballer, von den Dialogen will ich gar nicht erst anfangen. Es hat, glaube ich, überhaupt keine Stelle gegeben, an der ich gesagt hätte …«

Ja, ich merke schon, der Film hat ihr nicht wirklich gut gefallen. Aber sie ist abgelenkt und bemerkt nicht, wohin wir laufen.

Wir betreten die Brücke, die durch eine Straßenlaterne beleuchtet wird. Wenn das nicht romantisch wird. Noch zehn Meter, neun, acht, sieben, sechs …

Ich bleibe stehen, stelle mich ihr gegenüber, greife nach ihren Händen und blicke tief in ihre Augen, zähle bis drei. Mein Herz klopft und rutscht anschließend in die Hose. Schaffe es nicht, weiter in diese schönen Augen zu sehen. Fühle mich viel zu ängstlich. Ich blicke auf und ab, hin und her.

»Julia, ich habe dich sehr gerne. Seit Ewigkeiten suche ich nach einem Menschen, bei dem ich mich wirklich geborgen fühle.«

Kurze Pause…

»Ich hatte die Hoffnung bereits aufgegeben, dann aber bist du in mein Leben getreten. An der Brücke hängen Schlösser. Ich hatte eines anfertigen lassen, leider ist das nicht rechtzeitig angekommen, ich weiß, das drückt jetzt ein bisschen die Stimmung, aber… so lange unser Schloss mit eingravierten Initialen an dieser Brücke hängt, so lange werden wir zusammen sein. Und ich kann mir nichts Schöneres vorstellen. Deshalb frage ich dich, Julia… Willst du meine Freundin sein?«

Sie steht vor mir. Sieht so hübsch aus. Ihr leicht rundes Gesicht hatte sich mit jedem Wort etwas mehr rosa gefärbt. Ihre Augen sind feucht, meine sicherlich auch.

»Natürlich will ich!«

Dann der Kuss, Kamera fährt zurück, ein kurzer Schwenk auf die Straßenlaterne und der Blick in die Sterne…

Idiotentest

Die medizinisch-psychologische Untersuchung, kurz MPU oder im Volksmund Idiotentest, steht an. Hierbei wird die Fahreignung des Antragstellers überprüft.

Mit meiner Therapeutin zusammen hab ich im Vorfeld eventuelle MPU-Fragen überflogen und diskutiert. Ich hätte an einem MPU-Vorbereitungskursus teilgenommen, aber irgendwie hat sich das nicht ergeben. Frau S. klärte die Fragen dann.

Im Übrigen halte ich nichts von solchen Kursen, und wie sich herausstellt, kam sowieso keine dieser Fragen dran.

Ich betrete das Wartezimmer. Überfüllt, genau wie beim Arzt kurz vor den Feiertagen. Ich setze mich, trinke eine Tasse Tee. Ein finster dreinblickender Mensch mit Glatze sitzt mir gegenüber, glotzt mich an.

Seine pechschwarzen Pupillen quellen förmlich aus seinem Schädel, so richtige Glubschaugen.

»Ey scheiße, ich bin jetzt das fünfte Mal hier und das dauert jedes Mal länger!«, schnaubt er.

Wirkt fast so, als wolle er ein Gespräch mit mir beginnen. Naja, wenn es denn sein muss.

»Warum bist du zum fünften Mal hier?«

»Scheiße (und das kam wie aus der Pistole geschossen), der Drecksack von Arzt hat was gegen mich. Der kann mich überhaupt nicht ab!«

»Verstehe. Was hast du denn für Unterlagen dabei?«

»Keine, Mann!«

Und genau da haben wir auch schon die Antwort auf die Frage, warum er auch ein sechstes Mal hier sitzen wird.

»Ich brauche keine Unterlagen, ich habe kein Problem mit Alkohol, nur ohne!«

Der Quallen-Mensch lacht. Ich muss ebenfalls lachen, aber nicht über seinen brillanten Witz, sondern weil ich mir sicher bin, dass er das ernst meint.

»Es ist ja nicht so, dass ich der einzige bin, der ständig durchfällt. Meinen Kumpels geht es ja genauso.«

»Das schaffste eh nich«, beugt sich einer rüber.

»Die lassen dich zwei-, dreimal durchfallen, aus Prinzip! So verdienen die ihre Kohle.«

Ich nicke.

Anscheinend bin ich der einzige, der hier zum ersten Mal antritt und Unterlagen bei sich hat.

»Was hast du denn da in deiner Mappe?«, flappst Qualle in die Runde.

»Schön, dass du fragst.«

In meiner Mappe befinden sich, Doppelpunkt. Achtung, ich zähle auf.

¤ Erfolgreich bestandene Therapiebescheinigungen meiner Kernphasentherapie in Wankendorf, der Adaptionsphase, die Bestätigung meines Therapieplatzes. Der Übergang von Adaption ins betreute Einzelwohnen der Mudra erfolgte übrigens nahtlos. Ein psychologisches Gutachten und die positive Resozialisierungsentwicklung meines Bewährungshelfers.

¤ Des Weiteren habe ich im Vorfeld eine Haaranalyse durchführen lassen. Die bestätigt mir zwölf Monate Drogenabstinenz.

»Sonst noch was?«

In der Tat. Zu guter Letzt verfüge ich über drei separate Haaranalysen, die meine angegebene Alkoholabstinenz bestätigen.

In your face, Bitch.

»Weißt du, Qualle, mir haben die ja auch keine Auskunft gegeben, aber der größte Fehler, den du machen kannst, ist, mit leeren Händen anzukommen.«

Ich bekomme einen kurzen Fragebogen:

Trinken Sie gegenwärtig Alkohol?

Wenn ja, wieviel Alkohol trinken Sie?

Ich fülle aus:

¤ Ja, seit meiner Entlassung trinke ich gelegentlich alkoholische Getränke. Ein bis zwei, manchmal auch drei Cocktails oder Longdrinks. Ich bin mir bewusst, dass eine Suchtverlagerung stattfinden kann. Im Rahmen meiner MPU-Vorbereitung bin ich seit 7 Monaten alkoholabstinent.

Die Untersuchung ist in drei Blöcke eingeteilt. Als erstes erwartet mich ein Psychologengespräch. Offen und ehrlich antworten, nicht zu viel, aber auch nicht zu wenig von sich preisgeben.

»Sind sie in letzter Zeit mit Alkohol oder Drogen in Berührung gekommen?«

»Ja das bin ich. Ich arbeite als sogenannter Stage-Hand im Veranstaltungsbereich. Meine Aufgabe ist es, die Backstageräume der Künstler vorzubereiten. Es ist kein Geheimnis, dass in der Musikszene Drogen konsumiert werden. Mein Chef weiß, dass ich drogensüchtig bin und für den Fall, dass ich Suchtdruck bekomme, setzt er mich an einer anderen Stelle ein.«

»Das macht Ihnen nichts aus?«

»Doch schon. Ich habe oft Suchtdruck. Mir fällt das Abstinentsein nicht gerade leicht, weiß aber, was ich tun kann, wenn es brenzlig wird. Ich habe Notfallrufnummern im Geldbeutel und besuche 2x2 Stunden die Woche eine ambulante Therapie des betreuten Einzelwohnens der Mudra Nürnberg.«

»Notfallrufnummern?«

»Ja. Meine Therapeutin ist nur während der Geschäftszeiten zu erreichen. Meine Notfallnummern kann ich rund um die Uhr anrufen. Die Nummern sind zum Beispiel von Klienten, die eine längere Abstinenz nachweisen können als ich und mir im Notfall beiseite stehen!«

Ich sitze aufrecht auf meinem Stuhl, meine Hände im Schoß gefaltet. Frau Psycho nippt einige Male an ihrem Kamillentee, schielt über ihren Brillenrand.

»Nun gut, da habe ich gar keine andere Wahl, als Sie bestehen zu lassen. Es gibt nicht den geringsten Grund, Ihre Aussagen anzuzweifeln. Glückwunsch.«

Was folgt, ist der Reaktionstest.

Ich nehme Platz, vor einem Uraltcomputer. Die Tastatur besteht aus sechs verschiedenen Knöpfen. Gelb, rot, grün, blau, hellgrau und dunkelgrau.

Auf dem Boden befinden sich zwei Pedale, links und rechts.

Über einen Kopfhörer ertönt ein heller oder ein dunkler Ton.

Das Programm startet. Mir werden verschiedene Verkehrssituationen angezeigt. Die Aufgabenstellung ist vergleichbar mit dem theoretischen Teil der Führerscheinprüfung.

Dann beginnt der eigentliche Test. Im Sekundentakt leuchten Anweisungen auf.

Grün, blau, gelb, rot, grün, blau, gelb, rot.

Blau, heller Ton, grün, rechts, links, rot, dumpfer Ton, dumpfer Ton, blau, grün, helle Taste, grün, dunkle Taste, links, dumpfer Ton, helle Taste, blau.

Dann schneller.

Grün, heller Ton, helle Taste, blau, helle Taste, rot, gelb, dumpfer Ton, dunkle Taste, grün, gelb, dumpfer Ton, helle Taste, links, dunkle Taste, dumpfer Ton, gelb, grün, rechts.

Und noch schneller.

Ich komme gerade so hinterher, bis sich die Anordnung der Farbe (die Tasten auf dem Bildschirm leuchten in derselben Anordnung wie auf der Tastatur auf) auch noch ändert. Farbe Grün leuchtet jetzt an der Stelle von Gelb.

FEHLER, FEHLER, FEHLER, FEHLER, FEHLER

Jeder Fehlschlag wird rot markiert und mit einem schrillen Ton unterlegt.

FEHLER, FEHLER, FEHLER, FEHLER, FEHLER, »FUCK«

FEHLER, FEHLER, FEHLER, FEHLER, FEHLER,

FEHLER, »FUCK«

FEHLER, FEHLER, FEHLER, FEHLER, »FUCK«

FEHLER, »FUCK«

FEHLER,

»FUCK«.

»Fuck, ich bin total raus.«

Ich versuche mich zu konzentrieren, atme ein, atme aus, nehme die Hände von der Tastatur, atme tief durch. Mache weiter und komme langsam ins Spiel zurück.

Ich bin mir sicher, dass ich durchgefallen bin, habe aber bestanden.

Der Test ist so ausgelegt, dass man ihn unmöglich bestehen kann, ohne Fehler zu machen. Wer belastbar ist und die Nerven behält, kommt durch. Wer austickt, die Psychologen anspuckt und den Computer demoliert, nicht.

Mittagspause.

Ich verbringe sie bei meinem Lieblingsdönerladen. Es ist warm, die Sonne scheint, ein laues Lüftchen weht. Das läuft super. Der dritte und letzte Test ist schlichtweg eine Untersuchung beim Arzt. Kein Problem.

Zurück im Wartezimmer, muss ich mir erneut das Gefluche der selbsternannten MPU-Profis reinziehen.

»Herr Fischer!«

Ein ebenfalls finster dreinblickender, alter verbitterter Arzt steht in der Tür.

»Fischer!«

Keiner reagiert.

»Fischer, verdammt nochmal!«

Er fixiert mich.

»Wie heißen Sie?«

»Mein Name ist Forster!«

»Mitkommen!«

Ich nehme in seinem Büro Platz.

»Herr Fischer, wann sind Sie geboren?«

»Am 18.03.1988, ich heiße Forster!«

Der Alte mosert vor sich hin. Kritzelt auf seinen Unterlagen herum.

Ich muss einige Tests durchführen. Auf einem Bein stehen, dabei die Nasenspitze berühren.

Auf einer Linie laufen und einen Fuß vor den anderen setzen.

Ich habe selten einen so unausgeglichenen Mann gesehen.

Das ist bestimmt einer, der seine Lizenz im Lotto gewonnen hat. So stelle ich mir Pathologen vor. Tote haben ja kein Problem damit, sich deren Gelaber reinzuziehen.

Ich bekomme weitere Fragen gestellt.

»Wo sind Sie geboren?«

»Letzter Arbeitgeber?«

Ich versuche, nicht allzu gelangweilt zu wirken.

»Ich habe die Nase voll von Ihnen, Herr Fischer, Ihre Angaben stimmen überhaupt nicht miteinander überein!«

Jetzt reicht es.

»Mein Name ist Forster, nicht Fischer, du Schwuchtel!«

Durchgefallen!

»Du Schwuchtel« habe ich mir natürlich nur gedacht.

Der Arzt stürmt wutentbrannt aus dem Zimmer und kommt mit einem Becher wieder.

Urintest abgeben.

»Muss das sein? Ich habe wahnsinnige Probleme damit, auf Druck zu urinieren. Ich habe doch bereits alle Unterlagen abgegeben.«

»Ohne Urinabgabe bekommen Sie kein Zertifikat!«

Ich muss erneut im Wartezimmer Platz nehmen. Ich bin mir sicher, dass der nervige Arzt eine versteckte Prüfung darstellt. Hier soll die Belastbarkeit erneut getestet werden.

»Fischer! Mitkommen.«

Ich folge dem Herren in Weiß. Er kontrolliert weder meine Urinabgabe, was mir ganz recht gewesen ist, noch beschriftet er den Becher.

Nach gut sechs Stunden, Mittagspause mit eingerechnet, bin ich fertig.

Eine Woche später bekomme ich meine Bestätigung. Medizinisch-Psychologische Untersuchung, CHECK!

Der Arzt hat sich dann natürlich doch nicht als Belastbarkeitsprüfung herausgestellt, der ist schlichtweg ein Arschloch gewesen!

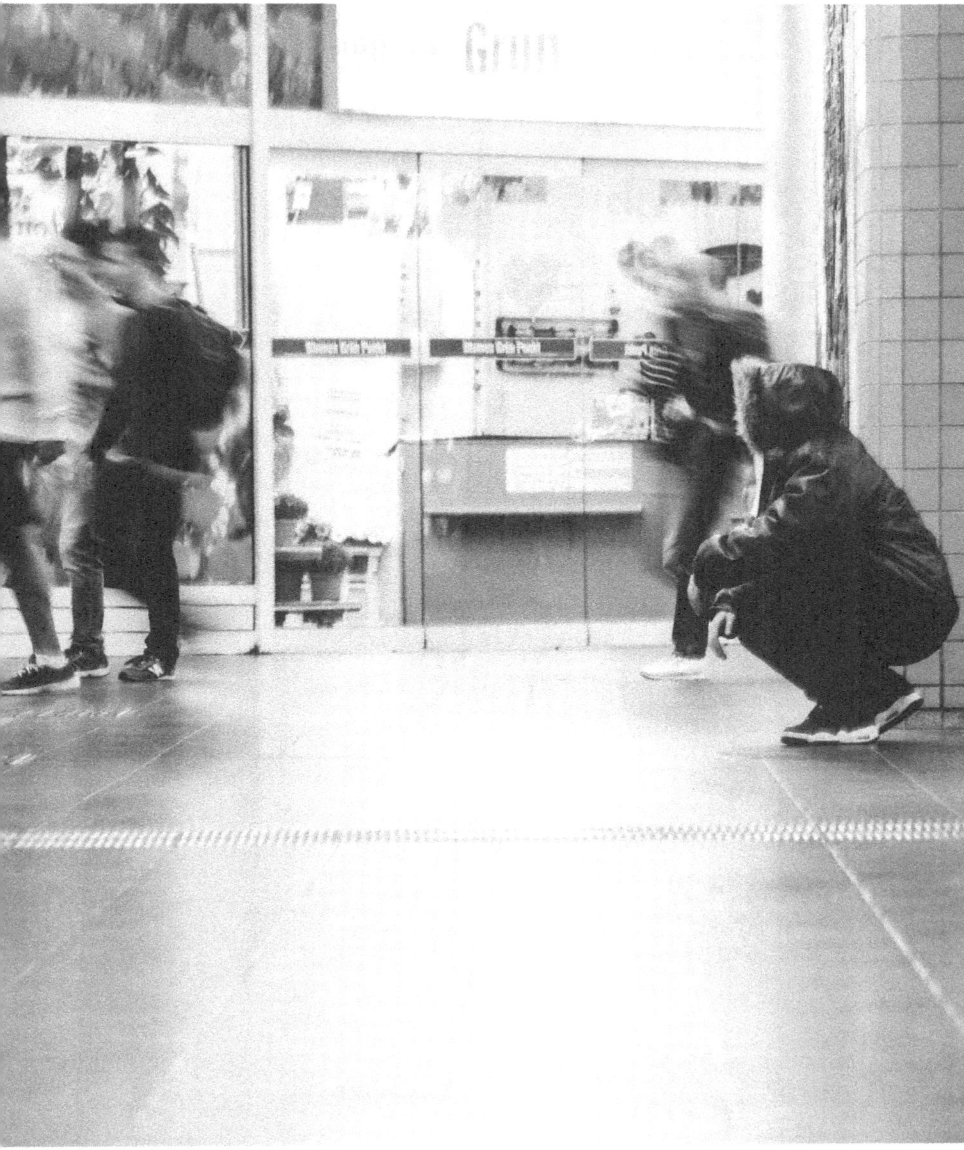

Urinabgabe

Ich kauere auf einem Toilettensitz. Die Umrandung ist mit Klopapier umwickelt. Ich versuche mit aller Gewalt einige Tropfen Urin aus meiner Blase zu pressen, klopfe gegen die Toilettenkabine, stammle, bitte und bettle vor mich hin, vergeblich. Mein Unterleib verkrampft so stark, dass ich gebückt auf dem Toilettensitz verweilen muss. Der Schmerz lässt mich kaum atmen.

»Nur noch einen kleinen Moment«, rufe ich.

Mit jedem schmerzhaften Sitzen auf der Toilette wünsche ich mir nichts sehnlicher, als meine Bewährung endlich überstanden zu haben.

»Bitte mach, dass es vorbei ist, ich werde nie wieder...«

Der rote Faden meines Daseins. In diesem Fall bleibt mir aber nichts anderes übrig, als meine Auflagen zur Bewährung zu erfüllen. Auch stellt der Bewährungshelfer wirklich eine Hilfe dar, vorausgesetzt, man geht offen und ehrlich mit seiner Vergangenheit und Gegenwart um. Teilt ihm Ängste und Bedürfnisse mit.

Aber selbst er ist machtlos gegen die Urinabgabenindustrie der Justiz.

»Na los jetzt, komm schon, konzentriere dich«, versuche ich mich selbst zu motivieren. Die zwei Liter Flüssigkeit, die ich extra getrunken habe, drücken unaufhaltsam auf meine Blase. No way out!

»Ich muss so dringend pissen! Wieso kommt denn nichts!«, stammle ich.

»Ich habe nicht den ganzen Tag Zeit, Forster. Entweder du gibst jetzt deine Probe ab oder der Test wird als positiv bewertet.«

»Nur noch einen Moment!«

»Das ist ja absolut lächerlich, wie du dich anstellst«, schnaubt mich der Lange durch seinen Schnauzer an. »Sei ein Mann und piss in den gottverdammten Becher!«

»Du blöder Wichser, halt doch endlich die Schnauze!«

Dann passiert das längst Überfällige und so tief Ersehnte. Ich kann einige Tropfen hinauspressen.

»Hier, nehmen Sie den Becher!« Total erleichtert halte ich dem Laboranten, der mit mir in der Toilettenkabine steht, meine Probe hin.

»Und nun lassen Sie mich bitte allein.«

Vom Urindrang getrieben, schiebe ich den Laboranten sanft aus der Kabine und verschließe anschließend die Tür.

Ist die Tür erst verschlossen, kann ich ohne Probleme pinkeln.

Nicht immer, denn es hängt davon ab, wie stark ich auf Toilette muss, in welchem Umfeld ich mich befinde. In meiner jetzigen Situation sprudelt es wortwörtlich aus mir heraus.

Mit jedem Milliliter, den ich erfolgreich verliere, fällt eine Last von mir ab. Die Verkrampfung, bis hin zu meinen Nieren, wird weniger. Nach einem Dauerpinkeln ist der ganze Spuk vorbei.

Mein Urin ist zu hundert Prozent drogenfrei, deshalb mache ich mir keine Sorgen. Eigentlich müsste diese monatliche, nicht vorhersehbare Urinabgabe ein Leichtes für mich sein. Ich habe ja nichts zu verbergen.

Stimmt. Aber nur eigentlich. Es tut mir schon verdammt leid, aber ich habe nun einmal ein Problem, wenn ein erwachsener Mann keinen Meter neben mir steht und mir beim Pissen auf den Schwanz glotzt. Egal ob ich etwas zu verbergen habe oder nicht. Egal wie sehr ich presse, mich winde und anstrenge – es kommt einfach nichts.

Die Urinabgabe ein Grauen. Das war schon in Wankendorf eine totale Katastrophe gewesen und ist es heute noch.

Ich frage mich ernsthaft, wieso mir diese Pein nicht erspart wird. Ich habe meiner Bewährungshilfe und allen möglichen Psychologen und Analytikern erklärt, dass ich unter Druck nicht kann.

Anträge auf Bluttests oder Haaranalysen zum Nachweis meiner Drogenabstinenz wurden konstant abgelehnt. Zu teuer! Das Jobcenter übernimmt hierfür keine Kosten und 200 Euro für einen blöden Bluttest kann ich mir nicht leisten. Deshalb bleibt mir nichts anderes übrig, als mit jedem Drogennachweis eine Tortur auf mich zu nehmen.

»Herr Forster, ihre Urinabgabe kann nicht gewertet werden, da der abgegebene Urin nicht die entsprechende Körpertemperatur aufweist!«

Sorry, ein Witz. Aber die Realität ist nicht weit entfernt davon.

Am Berg

Vorsichtig setze ich einen Fuß vor den anderen.

»Kleine Schritte, ganz locker einen vor den anderen.«

Wir marschieren in Reih und Glied über ein weitgezogenes Eisfeld. Der eingestampfte Schnee flockt langsam auf. Mit jedem Windstoß wehen winzige Schneepartikel über die Eisplatten. Kleine funkelnde Eiskristalle blitzen im Sonnenlicht. Der Himmel so blau, blau, blau – doch nirgendwo ein Enzian. Der Wind peitscht, die Luft ist kühl, mein Atmen feucht. Nadine sackt vor mir zusammen.

Umkehren wäre eine Alternative und wahrscheinlich auch vernünftiger.

»Nichts da, ich mache weiter!«

Die Sonne strahlt uns entgegen, brennt auf den Köpfen. Bunte Funktionsjacken bieten Schutz, die Kälte der Eisplatten gleicht aus. Jeden Morgen gegen 6.30 Uhr marschieren wir los, in Dämmerung und Dunst, dann reißt es auf. Täler und Gebirgswege erstrahlen im Glanz. Wie gemalt? Eher wie fotografiert? Kaum in Worte zu fassen, das trifft es!

Tagesziel bis zu zwanzig Kilometer mit Stock und über Stein. Wir haben Glück, der Wettergott meint es gut mit uns. Gelegentliche Hagelschauer wandern von Hütte zu Hütte. Sie donnern, warnen, prasseln herab, aber immer erst dann, wenn auch der letzte von uns wohlbehütet das nächste Etappenziel erreicht hat.

»Das rosa Schwein im Himmel wird uns gutes Wetter bringen«, predige ich, bevor es losgeht. An einem türkisblauem

Gebirgssee, umschlossen von prachtvollen, im Abendlicht rötlich schimmernden Gebirgswänden mit saftig grünen Wiesen und einer vorbeitrabenden Herde weißer wilder Pferde, stehen wir in Kreisformation zusammen. Köpfe mittig zusammengesteckt, Hände übereinanderliegend zu einer Einheit gestapelt.

Motivation ist alles, vor allem für solch eine große Tour.

Vom Leben gezeichnet, durch unsere Taten markiert. Einige von uns tragen Schnittwunden an Armen und Beinen. Einige Schnitte heilen gut, andere überhaupt nicht.

»So können alle sehen, wie sehr ich leide...«

Pflaster, Sprühverband und Mullbinden für die Seele?

Globuli mit Arnika, kleine Kügelchen, die in der Alternativmedizin ihre Anwendung finden, wirken... irgendwie nicht.

Wir passieren einen steilen Abhang, kurze Pause.

Dreimal durchgeatmet und mit dem vierten Atemzug wieder einen Fuß vor den anderen.

Wir sind müde, wir sind erschöpft und zum Scheitern verurteilt, aber aufgeben wird KEINER.

»Kennt ihr das?«

»Was?«

»Wenn ihr von eurem eigenen Laufstil Gänsehaut bekommt?«

Wittmann lacht, presst die Lippen zusammen, klopft mir anschließend auf die Schulter.

Wir pausieren an einem Gebirgsbach, an einer kleinen Stromschnelle. Das reißende Wasser ist eiskalt. Wittmann – seines Zeichens Sozialarbeiter, Naturfreund, Chancengeber, positiver Planet, schießt einige Fotos. Ich habe noch nie jemanden mit solch einer Hingabe predigen hören wie Johannes. Er tauft unseren Coach liebevoll den Ninjafotografen, weil der andauernd in irgendwelchen Büschen oder Sträuchern kniet. Dornensträucher zerbersten an seinen trainierten Bergsteigerwaden, es scheint, als klebe er förmlich am Fels. Mit der Leichtigkeit einer Gebirgsziege tänzelt er mit Stock UND Canon über Stein, riskiert sein Leben, spielt mit dem Feuer, all das für ein perfektes Foto, ein Andenken. Festgehaltene Momente, als Erinnerung – als Leitfaden.

Du bist über den Berg gelaufen. Du hast den Fernwanderweg E5 bezwungen. Du, dem andere nicht einmal zutrauen, Pommes zu frittieren. DU und ICH, gemeinsam über die Alpen. Als Startschuss deiner ganz persönlichen, nie endenden Wanderung. Bin im Stimmungshoch. Fühlt sich gut an, diese aus eigener Kraft erzeugte Zuversicht.

Die Kreuzspitze

»Folgender Abschnitt ist super geeignet, um einige Stunden alleine zu laufen. Der Weg ist gekennzeichnet. Verlaufen könnt ihr euch nicht, falsch machen auch nichts. TREFFPUNKT ist eine Hütte. Die könnt ihr überhaupt nicht verfehlen! Hold on.«

Hold on:»Hald an, wenns bassd – tät der Franke sagen.«

Nach einigen Stunden des Marschierens entdecke ich eine Hütte, von der ein magischer Sog ausgeht. Inmitten eines zauberhaften Waldabschnittes, umgeben von verschnörkelten, uralten, faszinierenden Baumformationen. Auf den mit Moos bedeckten Trampelpfaden gibt es für mich kein Halten. Ich werfe meinen viel zu voll bepackten, in Schultern und Hüften schneidenden Trekkingrucksack zu Boden, hopse, nein gleite über die Moosabdeckung. Meine langen Haare flattern durch die Luft, Vögel zwitschern. Hastig greife ich mit meiner rechten Hand an die herzförmige, in die Tür geschnitzte Luke.

»Ich muss so dringend kacken.«

Der hölzerne Donnerbalken sieht von innen genauso aus, wie ich ihn mir vorgestellt habe. Natur pur! Gleicht unter diesen Umständen einem vergoldeten Topf.

Die herumschwirrenden Fliegen stören vorerst wenig, nach Beendigung dann richtig. Als ich bemerke, dass die verdreckt-zerfetzten, auf dem Boden liegenden Klopapierreste die einzigen sind, durchströmt mich wieder dieses Gefühl.

Scheeeißeee!

»Hallo, ist da jemand?«, rufe ich vorsichtig durch die herzförmige Öffnung. Mit einem Auge, stehend und nicht abgeputzt, check ich die Lage. Die Holzhütte sieht fast ein wenig so aus wie das Lebkuchenhaus von Hänsel und Gretel. Vorsichtig verlasse ich im Entengang und mit hinuntergelassener Hose mein Territorium, hebe ein paar Blätter vom Waldboden auf...

Hat niemand bemerkt, keiner gesehen, ist also auch niemals passiert.

»Ist das hier die Zauberhütte?«, frage ich neugierig, obwohl die Antwort offensichtlich ist:

» Des is koa Zaubahüttn... Wendst was bstelln willsd meldst di widda.«

Elli und Johannes müssten hier doch irgendwo pausieren.

Norbert hat gesagt, die Hütte sei nicht zu verfehlen. Die werden doch nicht weiter gelaufen sein?

Erneut bin ich mir nicht sicher, was ich tun soll, grübele eine Weile vor mich hin. Mein Kopf sagt:

»Foschda, dableiben!«

Dann bin schon wieder einige Meter weiter.

Mein Weg führt mich entlang einer mächtigen Gesteinswand. Der Pfad ist schmal, rechts geht es einige Meter hinunter... Aasgeier warten in Position. Wo sind nur die anderen? Alle paar Meter bleibe ich für einige Minuten stehen, warte sehnsüchtig darauf, dass welche von meiner Gruppe um die Ecke gebogen kommen.

»Hey, Entschuldigung. Sagt mal, wo finde ich denn die Zauberhütte?«, frage ich zwei entgegenkommende Burschen.

»Na, doa kommd ka Hüttn mehr!«, meint der eine routiniert, während der andere versucht, seine Karte erst auseinander, dann wieder zusammenzufalten...

Gott sei Dank habe ich die Leute meiner Gruppe einige Stunden später wieder gefunden. Norbert ist auf halbem Weg etwas bleich im Gesicht an mir vorbeigehuscht.

»Ist alles in Ordnung, hätte ich stehenbleiben sollen? Elli und Johannes waren nicht an der Hütte!«

»Alles gut, einfach weiterlaufen...«

Nach weiteren abwärtstreibenden Kilometern in Richtung Tal habe ich dann schließlich auch pausiert. Nicht wissend, dass Ellena und Johannes eine Ecke weiter auf mich gewartet haben.

Das nächste Tagesziel haben wir recht zügig erreicht.

Johannes und ich hatten unseren Coach schnell davon überzeugen können, doch noch die Kreuzspitze auf 3500 Metern zu erklimmen. Unsere Hütte lag auf einer Höhe von ungefähr 2200 Metern. Drei Stunden für die Strecke wurden eine ordentliche Leistung.

»Ob das Wetter hält?«, fragt Wittmann. Ich denke, dass er die Antwort bereits nach einigen Metern gewusst hat, uns aber das sich anbahnende Spitzenerlebnis nicht vorenthalten wollte.

Auf 3500 Metern wird die Luft schon recht dünn, mir brennen die Knie. Mein Arzt hatte mir verboten, mit entzündeten Knien so eine lange Reise anzutreten...

Alle sind sichtlich erschöpft, aber glücklich. Der Ausblick ist gigantisch.

Wolkendecken zum Greifen nahe, Berggipfel soweit das Auge reicht. Ein enormes Glücksgefühl, das ich sonst nur vom Draufsein kannte, lässt mich alle Sorgen vergessen. All das, was mir widerfahren ist – unbedeutend.

»Sag mal Bergsteigeroutfit!«

»BERGSTEIGEROUTFIT!« Noch schnell ein Erinnerungsfoto

in gekonnt lässiger Position und mit einem selbstgebastelten Herz aus Pappkarton. Ich hatte das Herz über 120 Kilometer, 15.000 Höhenmeter, durch Gebirgsflüsse, Moorlandschaften und drei Länder bei mir gehabt.

»Für dich, für uns – ist mir kein Weg zu weit!«

Doch dann wandeln sich der Gipfelblick und mein wunderschöner Moment des Innehaltens schlagartig. Eine filmreife Unwetterfront rollt heran. Binnen Kürze sind wir umzingelt von aschgrauen Wolken.

»Los, los, wir müssen zur Hütte…«, schreit Wittmann – nicht hysterisch, aber auf den Punkt gebracht. Er läuft voran, in der Mitte bin ich, das Schlusslicht bildet Johannes.

Die ersten Passagen müssen wir rückwärts hinunter. Vereiste Gesteinswände, wohin ich auch greife. Das ist mir beim Aufstieg überhaupt nicht so aufgefallen, da war ich total auf den Gipfel fixiert. Das Gewitter droht loszubrechen, wir stecken mittendrin. Einige Meter über uns wirbeln Schneemassen. Gelbe Blitze – ein faszinierender Anblick. Donnergrollen lässt die Erde vibrieren.

Den letzten Meter der steilen Sequenz lässt Wittmann mit einem Sprung hinter sich.

»Mir hinterher!«

Wittmann rennt, nein, er schlittert. Vor uns ein weitgezogenes Eisfeld…

Ich mach es ihm nach. Wahnsinn! Wir gleiten alle drei über das Eisfeld, mit unseren Bergstiefeln als Ski. Gesteuert wie von Geisterhand, als wären wir Teil eines Videospiels. Zwischen den Eisfeldern liegt ein zwei Meter breiter Weg. Was jetzt? Bremsen? Drüber springen!

Nach dem Eisfeld folgt ein quälender Abstieg über Gesteinsblöcke. Jeder falsche Schritt bedeutet verlorene Zeit, jeder kleine Satz eine enorme Belastung für mein Kniegelenk.

Mein Herz schlägt wie wild, ich bin mir der Gefahr, der wir uns ausgesetzt haben, trotzdem nicht voll bewusst. Erst als einige Meter vor der Hütte riesige Hagelkörner neben uns einschlagen, weiß ich, wie knapp es war: GESCHAFFT!

Träume festhalten. Festhalten!!

Ich pausiere an einem Bergsee vor prachtvollen Gesteinsebenen und grün-rötlich schimmernden Felsblöcken. Skulpturen aus kleinen, übereinander geschichteten Steinen säumen den Weg. Sie bezeugen, wie viele Menschen hier bereits diesen Weg gegangen sind. Schmuggler und Diebe transportierten einst ihre Beute über jenen Bergpass, auf dem ich heute stehe. Viele, heißt es, kamen dabei ums Leben.

Meine Gruppe steht ein wenig abseits, aber nicht, weil wir uns zerstritten hätten, sondern weil ich ein ziemlich intensives Gespräch mit Ronald führe. Ich berichte ihm von meinen Plänen, meiner Vergangenheit und meiner Zukunft.

»Träume festhalten! Immer daran glauben und niemals aufgeben!«

Ronald und ich stehen uns gegenüber, blicken uns tief in die Augen, in unsere Seelen. Obwohl ich Ronald überhaupt nicht kenne und vor gerade mal zehn Minuten die ersten Worte mit ihm gewechselt habe, fühle ich mich ihm irgendwie verbunden.

»Weißt du, Dominik, Ricky ist nicht mein leiblicher Sohn. Meine Frau und ich hatten uns vor einiger Zeit zur Adoption entschieden. Als wir Ricky bei uns aufnahmen, war er total verängstigt und verstört. Vater und Mutter sind schwere Alkoholiker. Was genau mit ihm passiert ist, wissen wir nicht. Ich bin nur froh, dass es ihm jetzt gut geht, denn die erste Zeit ist alles andere als leicht für uns gewesen.«

Ich schlucke.

»Und es ist nicht gerade so gewesen, dass wir auf Ricky vorbereitet gewesen wären, weder finanziell noch emotional. Aber als ich ihn gesehen und erfahren habe, was mit ihm gemacht worden ist, tat ich das einzig Richtige!«

Ich kann mir schwer vorstellen, dass es dem fröhlichen 13-jährigen Ricky, der in diesem Moment auf dem Panoramaweg, Fernwanderweg E5, gerade damit beschäftigt, sich eine der besagten Steinskulpturen zu bauen, einmal so beschissen ergangen ist.

Ronald ist jetzt sein neuer Papa, ein neuer und besserer Papa - ein Papa, den er verdient hat, und wenn ihr mich fragt, ist er ein Held!

Zurück zu Hause, sitze ich auf meinem Sofa, starre auf meinen Leasing-Laptop. Bin leer, bin abwesend, bin sehnsüchtig nach dem Kick, nach diesem Gefühl, nach diesen Momenten, high zu sein – high vom Leben.

Gestern Abend sind wir wieder in Nürnberg angekommen. Überwältigt vom Lärm, den vielen Eindrücken meiner Stadt – eigentlich sollte ich diese nur zu gut kennen – und den frischen Erlebnissen im Kopf weiß ich, dass mein Leben mehr zu bieten hat als Drogen, Kriminalität, Depressionen und Parties.

Ein Mann, eine Mission

Facebook: ein Schlüssel zum Erfolg, zum gesellschaftlichen Wachrütteln. Mein Posting klingt steil und ist mein voller Ernst. Es ist Oktober 2013, von meinem Buch ›crystal.klar‹ weiß die Welt noch nichts. Noch bin ich ein Rufer in der Wüste:

»Ich habe die Antwort auf Christiane F.'s Kinder von Bahnhof Zoo.«

35 Jahre nach dem schockierenden Bericht eines fixenden Strichermädchens vom Bahnhof Zoo in Berlin hat sich das Leben auf unserem Planeten, unsere Gesellschaft komplett gewandelt. Wir kämpfen gegen andere Drogen, blicken auf eine andere Jugend und leben in einem anderen Deutschland. In einer Gesellschaft, in der wir materielle Werte über Bedürfnisse stellen, wo es nur noch darum geht, Likes zu sammeln, im Mittelpunkt zu stehen und Leistung zu erbringen. So lange ich funktioniere, ist alles in Ordnung. Der Arbeitgeber meckert nicht, gute Schulnoten stehen stellvertretend für eine zufriedene Kindheit. Um sich mit dem sozialen Netzwerkaccount eine zweite, bessere Identität aufzubauen, bedarf es eines ausgeklügelten Systems. Der »gefällt mir« – Button wird nur gedrückt, wenn ich im Gegenzug eine Leistung erhalte. Mehrere hundert Likes auf meiner Facebookseite zu generieren bedeutet Arbeit, ein Fulltimejob.

Hierarchische Strukturen herrschen keineswegs bloß in Businessunternehmen, sondern auch im Kreis von Freunden und Weggefährten. Nur wer das neueste, beste, schnellste Handy besitzt, ist cool.

»Wer nicht trinkt, verliert.«

Ich muss mit dabei sein. Ich darf nichts verpassen!

Ein Tütchen Gras ist Old School. Selbst genmanipulierte Cannabiszuchten mit einem THC-Gehalt von bis zu 30 Prozent, vor zehn Jahren lag der Gehalt bei ca. 5 Prozent, können nicht mit den heute kursierenden Kräutermischungen mithalten. Drogendesigner entwickeln Legal Highs wie am Fließband. Eine Substanz kann nur verboten werden, wenn sie unter das Betäubungsmittelgesetz fällt. Die Kräuter sind nicht gefährlich, aber der chemische Zusatz! Die chemische Substanz, mit der die Kräuter besprüht sind, muss, um verboten werden zu können, gefiltert und analysiert werden. Chemiker sitzen monatelang an der Enthüllung – derweil wird unser Land von zehn neuen Legal Highs und Badesalzen überflutet. Als Felgenreiniger getarntes Liquid XTC...

Ob Crystal die gefährlichste Droge sei, wollen alle wissen? Medien schmücken sich damit und vergessen, dass es Hunderte anderer Wege und Substanzen gibt, die abhängig machen. Gott sei Dank sind viele 13-jährige Kinder noch nicht mit Crystal in Berührung gekommen. Auch Heroin passt nicht mehr so wirklich in unsere Zeit der Designerdrogen, doch deshalb ist die Gefahr keineswegs beseitigt. Das muss in die Köpfe!

»Was legal ist, kann nicht gefährlich sein!« Stimmt nicht, Trugschluss. Ein einziger Konsum von gewissen Kräutermischungen und Badesalzen (wie beispielsweise von OG Cush und Go Banana) kann tödlich enden, mit Herzstillstand. Dadurch, dass die Formel dermaßen oft verändert wird, kann niemand eventuelle Nebenwirkungen vorhersehen.

Russisch Roulette der Moderne!

Noch dazu werden diese Mischungen auf Internetseiten so angeboten, dass man glauben könnte, es handle sich dabei um die neusten Süßigkeiten: Total lustig aufgemacht, in bunte

Tütchen verpackt. Teile deine Erfahrungen mit deinen Freunden auf Facebook! Bezahlbar mit Paypal.

Technisch-emotionale Einflüsse sprengen unser Hirn. Reizüberflutung der Spitzenklasse.

Wen kann ich fragen?

»Herr Polizist, ich möchte gefahrlos Drogen konsumieren, was können Sie mir empfehlen?«

Falsche Adresse.

»Mama, Papa, was kann ich tun?«

»Naja, einfach nicht mitmachen! Lies doch zum Beispiel ein gutes Buch!«

»Schwachsinn, ich will das, was meine Freunde machen!«

»Was machen die denn?«

»Kann nicht drüber reden. Ist nun mal so.«

Mein Aufruf wird Welle machen! Stellt euch nicht blind, guckt hin, was auf dem Markt für Drogen abgeht. Wie absurd die Grenzen zwischen Legalität und Illegalität verlaufen. Politiker, Psychologen, Markus Lanz und die gesamte Fernsehwelt werden mit mir über diesen Zwiespalt diskutieren wollen, und alles beginnt mit diesem Posting auf Facebook. – Der kleine Mann in meinem Ohr poliert bereits die Posaune und bringt sich in Warteposition zum großen Tusch.

Während ich in meiner Schimmelbude am Plärrer, ohne Licht in sämtlichen Räumen, vor meinem bescheidenen Leasing-Laptop sitze und gerade meine Erkenntnis ins World Wide Web hinaustrage, läuft ein unglaublicher geiler Film in meinem Kopf ab:

»Vom Junkie zum Weltverbesserer. Ein Mann, eine Mission!«

Dreißig Sekunden sind vergangen – noch nichts passiert. Gut, so etwas dauert. Ich gehe schlafen, kann mich gar nicht aufs Schäfchenzählen konzentrieren. Zu stark sind die Hoffnungen auf bald zu Erlebendes.

Am nächsten Morgen – Hartz 4 und der Tag gehört dir! – muss ich eine unerträglich lange Zeitspanne überbrücken, bis der Laptop hochgefahren ist. Jedes Mal überlege ich dabei aufs Neue, währenddessen besser noch schnell einkaufen zu gehen…

Dann ist es soweit, der Browser lädt, Facebook öffnet sich. Welterfolg? Medienstürme? Volles Postfach? Ladies? Bitches? Videosexangebote?!

Spannung erreicht den Höhepunkt…

…Zwei Likes, von denen ich einen selber gesetzt habe, um das Ganze zu pushen, ein geteilter Inhalt und ein Haterkommentar eines verzweifelten Weltenbummlers:

»Halt die Fresse!«

Die Show der Millionen

In der Castingshow »Millionärswahl – demokratisch reich werden« werden keine Superstimmen oder Mega-Talente gesucht. Deutschland wählt den ersten demokratischen Millionär.

Peinlich, peinlich, wenn ich nur an meine Teilnahme zurückdenke, wird mir flau im Magen.

Beworben habe ich mich damals mit meiner Geschichte, ohne zu wissen, dass diese heute meine Bestimmung ist.

»Du bist überzeugt von dem, was du tust, und kannst Menschen mobilisieren, sich dir anzuschließen?«

»Ja, ja, ja! Das kann ich auf jeden Fall!«, plärre ich euphorisch.

»Dann bewirb dich!«

Gesagt, getan. Noch am selben Abend bin ich angemeldet.

Unter 30.000 registrierten Menschen soll demokratisch ein Gewinner gewählt werden.

»Mein Talent besteht darin, mit Worten Bilder zu malen.«

Ich behaupte, dass sich jeder Mensch in meiner Geschichte wiederfindet. Sucht ist ein Thema, das uns alle betrifft…

Meine erste Eigenproduktion mit einer geliehenen Kamera, schlechtem Sound und einer von mir vorgelesenen Leseprobe trifft überraschend den Nerv der Leser.

In der ersten Wahlphase geht es darum, Likes zu kassieren. Likes können beliebig oft verteilt werden!

Folgender Satz wird zum Wettkampfleitfaden:

»Ich habe dir einen Like dagelassen, schau doch mal auf meiner Seite vorbei!«

Ein virtuelles Klinkenputzen beginnt. Nach einigen Tagen im Copy-and-Paste-Dauereinsatz liege ich tatsächlich auf Platz 5 des Rankings.

Mega! Jetzt hat mich der Ehrgeiz gepackt. Ich kann bewegen. Weiter geht es. Nichts kann mich aufhalten.

In Wettkampfphase zwei kann jeder Teilnehmer nur noch eine Stimme abgeben. Wer am meisten Stimmen sammelt, kommt weiter, logisch.

Ich rühre meine Werbetrommel, verfasse Texte mit persönlicher Videobotschaft, schreibe über mehrere Wochen Tag und Nacht Mitwirkende an und versuche, diese davon zu überzeugen, mir ihre Stimme zu geben, Teil eines Ganzen zu sein.

Alle wittern das große Geld. Täglich schießen »neue Projekte« von Null an die Spitze. Videobotschafter bombardieren die Community.

»Jeder, der mich wählt, bekommt eine Gucci-Handtasche oder eine teure Uhr!«

Hans-Peter Schleimkopf, Name aus sicherheitstechnischen Gründen abgeändert, ist laut eigenen Angaben stinkreich. Sein extrem aufwändig produziertes Werbevideo zerstört das Prinzip der Show innerhalb von Sekunden. Haufenweise leicht bekleidete Mädels räkeln sich, während er auf seiner Yacht den unterwürfigen Bitches Champagner in den Rachen kippt.

So aufdringlich, diskriminierend und manipulativ widerlich, dass er bis zuletzt ganz oben mitmischt.

Konkurrenz belebt das Geschäft.

»Wenn ich die Millionen gewinne, legalisiere ich Cannabis in Deutschland!«

Olaf Chillum, Name ebenfalls abgeändert, ist Vorstand eines kleines Vereins, der sich mit der Aufzucht von Cannabis beschäftigt. Er verspricht, dass er den Erwerb und den öffentlichen Konsum von Cannabis legalisiert...

Es dauert keine fünf Stunden, bis er mit seinem kulturellen Beitrag Platz 1 des Rankings erreicht.

Haufenweise Trottel erobern das Game. Mehrere Personen schließen sich zusammen und pushen einen einzigen Account.

»Ich kann dir nur empfehlen, einen ehrlichen Wahlkampf zu betreiben«, rät mir meine eigens von der TV-Produktion angestellte Wahlkampfberaterin für die noch ausstehenden Matches.

Wahlkampfberaterin? Richtig gehört. Ich habe es geschafft, unter die letzten 400 Teilnehmer zu gelangen.

Der demokratische Wahlkampf artet völlig aus. Auf eBay werden Stimmen angeboten und versteigert.

Auch ich werde kontaktiert, werde gefragt, ob ich mich einer DJ- und Street-Art-Kooperation anschließen möchte. Mir wird ein Vertrag zugeschickt, der festhält, zu welchen Konditionen ich meine Stimme an die entsprechende Gruppe verscherbeln könne, und was im Falle eines Weiterkommens in die nächste Runde passiert. Die letzten 49 Teilnehmer bekommen einen Auftritt in den Live Shows.

Unterschrieben habe ich nichts, und unser Zusammenschluss hat es auch nicht unter die letzten 49 geschafft! Wir sind mit Platz 67 ausgeschieden.

Die Sendung wurde zum totalen Reinfall. Die Einschaltquote bei der zweiten Livesendung war so miserabel, dass der Sender die Show gleich wieder absetzte. Gewonnen hat natürlich der Cannabiszüchter und sein Versprechen, (l)egal…

Meinen Versuch, auf mich und mein Projekt via Facebook aufmerksam zu machen, hatte ich während der »Millionärswahl« hintenangestellt. »Halt die Fresse« war ja auch nicht gerade das, was ich mir als Antwort erhofft hatte. Aber ok, vielleicht wollten die mich einfach falsch verstehen.

»Wenn du eine Mail verschickst oder du den Chef sprechen willst, zieh dir die Kontaktdaten aus dem Impressum!« Ein Ratschlag meines Vaters, der einzige, den ich mir in drei Jahren Lehre merken konnte.

Drogendealertechnisch hatte ich mir »auffällig ist gleich unauffällig« verinnerlicht. Jetzt ändere ich meine Taktik. AUFFÄLLIG IST GLEICH AUFFÄLLIG!

Ab jetzt werde ich jeden Schüler, Lehrer, Pädagogen, Jugendlichen und Menschen konstant dauerbeschallen. So lange, bis einer sagt:

»Wir nehmen dich unter Vertrag, aber halt endlich die Klappe!«

Dank Wikipedia habe ich mir eine Liste aller deutschsprachigen Verlage ergoogelt, Pressenetzwerke erstellt, Adressen von Stern bis Spiegel archiviert, Radiostationen, Zeitschriften, Zeitungen, Käseblätter. Alles ist dabei – angefangen mit Nürnberg, erweitert auf Bayern, dann deutschlandweit! Anrufen, Mail hinterher, wieder anrufen, Absage, nächste Adresse, Anruf, Mail hinterher, Absage …

»Worum geht es?«

»Mein Name ist … und ich bin … weil … habe es geschafft …«

Aufgelegt.

Tage später dann erneut angerufen.

»Worum geht es?«

»Ja, die Frau Held (Chefredaktion) weiß schon Bescheid!«

»Kurzen Augenblick, ich verbinde Sie!«

Strike! Ich werde verbunden und das, obwohl ich überhaupt nicht verletzt bin!

Nach gefühlten zwei Stunden Reden, Bitten, ja fast schon Betteln dann eine offene Absage im berühmten Ja-Aber-Modus.

»Ihre Geschichte ist sehr spannend und trifft genau den Kern unserer Zuschauer, aber…«

Und so weiter.

Am Tag schaffe ich zwanzig Adressen. Das drei Jahre lang, also sprich 1095 Tage, ergibt ziemlich viel! Neben Buch schreiben, arbeiten gehen, Therapie machen und irgendwie **klar kommen**, versteht sich!

Im Möbelhaus

Der Welterfolg bleibt vorerst aus. Erneut führt mich mein Weg ins Jobcenter. Meine Intensivberatung scheint nur mäßig von meiner Erkenntnis beeindruckt, über Drogensucht und Wiedereingliederung in die Gesellschaft Vorträge halten zu müssen.

»Was wollen Sie tun, um ihren Lebensunterhalt zu finanzieren?«

Bevor ich antworten kann, schlägt mir Frau Adker eine Umschulung bei einer großen Möbelhauskette vor. 2500 Euro Verdienst, Übernahme garantiert, kein Haken, kein Risiko. Allerdings würde das offene Vorsprechen gerade in Fürth stattfinden und nur noch zwei Stunden laufen.

Rekordverdächtige vierzig Minuten später treffe ich am Veranstaltungsort ein.

»Der Nächste...«

Ich nehme Platz, schwitze wie verrückt, bin immer noch total außer Puste, trage Collegejacke und Jogginghose.

»Guten Tag, Sie sind der Herr?«

»Forster mein Name.« Ich schnappe Luft:

»Hören Sie, ich bin nicht der, den Sie sich gewünscht haben. Ich bin vorbestraft, habe richtig Mist gebaut und bin für drei Jahre auf Bewährung. Ich versuche offen und ehrlich mit meiner Vergangenheit umzugehen, bekomme aber nur Absagen. Ich brauche eine Chance, ich bin 25 Jahre alt, habe mein ganzes Leben noch vor mir. Geben Sie mir eine Chance, ich bin jung, dynamisch und motiviert. Ich habe keine Ahnung vom Möbelverkauf, aber ich werde jeden Tag mein Bestes geben!«

Geile Ansprache, denke ich mir. Ich fühle mich ein bisschen wie Leonardo Di Caprio in »Catch me if you can«.

Stille.

Mein Gegenüber weiß anscheinend nicht genau, was er sagen soll, schiebt seine Brille entlang des Nasenrückens auf und ab. Herr Durba ist groß, dürr, trägt das Hemd trotz Krawatte immer einen Knopf offen. Nachdem er sich mit einer Serviette den Mund abgetupft hat, sagt er:

»Nach Ihnen habe ich gesucht!«

»Haben Sie? Ehrlich?«

»Wissen Sie, ich stelle Menschen ein, keine Zeugnisse. Mir ist egal, was Sie getan haben. Sie wirken entschlossen! Bei mir zählt nur das, was Sie abliefern! Ich denke, Sie sind sehr gut für uns geeignet. Weil Sie ein freches, aufgewecktes, junges Wohnen repräsentieren.«

Kann doch nicht sein?

»Meine Assistentin bespricht mit Ihnen alles Weitere!«

Spiel, Satz und Sieg, YES!

Als ich Julia davon erzähle, hat sie Tränen in den Augen. Endlich, eine riesengroße Last fällt von uns ab.

Julias Eltern wissen nichts von meiner Vergangenheit.

»Ich will Ihnen keinen unnötigen Kummer bereiten. Ich werde es ihnen erzählen, wenn du Arbeit hast. Ich kenne meine Mama. Sie mag dich wirklich sehr und du gehörst jetzt schon zur Familie, aber wenn sie wüsste, dass du keine Arbeit hast und im Knast gesessen bist, würde sie nicht aufhören, sich Sorgen zu machen.«

Ich habe mich bei Julias Eltern nie so wirklich wohl in meiner Haut gefühlt. Niemand wünscht sich einen Arbeitslosen als Zukünftigen seiner Tochter.

Zwei Wochen darauf beginnt mein Umschulungskurs in der Grundig Akademie in Nürnberg.

Ich werde der Schulungsklasse 3 zugeteilt. Von meiner letzten Kohle habe ich mir einen Anzug, Hemd, Krawatte, Lackschuhe und Mantel rausgelassen, völlig overdressed.

Als ich das Klassenzimmer betrete, sind alle Plätze schon vergeben, außer, na klar, in der ersten Reihe.

Der Kurs ist gemischt. Alter achtzehn bis fünfzig, von arbeitslos über Schüler bis hin zum ehemaligen Manager.

»Wer einmal seinen Platz in der Möbelbranche gefunden hat, wird bis zu seinem Lebensende Freude an seinem Beruf haben. Möbler sein ist Bestimmung!«, so der Dozent.

»Mit Bestehen der Abschlussprüfung gelangen Sie in den Besitz eines durch die Industrie- und Handelskammer bestätigten Zertifikates.«

Vorausgesetzt, ich presse mir innerhalb von drei Monaten den gesamten Stoff aus drei Jahren Ausbildung rein.

Von Materialkunde über den Umgang mit dem CAD-Programm bis hin zur Stilberatung ist alles mit dabei. Ich bin ein Wintertyp, so viel schon mal zur Stilberatung.

Im ersten Monat bin ich jeden Tag pünktlich, trage nichts zum Unterricht bei und gelte als Streber, wie damals.

»Der Kollege hier vorne muss noch etwas aus sich herauskommen. Sie gehen bestimmt zum Lachen in den Keller!«, werde ich vom 50-jährigen Krawattenträger gedisst.

Im zweiten Jahr treffe ich auf Wolle Graf. Dozent, ziemlich lässig drauf. Sein Unterricht besteht darin, uns zu verklickern, dass »Möbler« der perfekte Job ist und dass man mit Fleiß und Aufmerksamkeit Barrieren sprengt. Erster Schritt: gegenseitiges Verständnis und sich Kennenlernen.

»Was hat es zu bedeuten, wenn ein stiller, seriös gekleideter, angenehmer junger Mann, der nicht viel von sich preisgibt, bis unter den Hals tätowiert ist?«

Brownies Island

Nachdem das Fürther Möbelhaus, das größte der Kette, mich hochkant gefeuert hatte, blieb mir nichts anderes übrig, als zur Konkurrenz überzulaufen.

Durba hatte gehen müssen. Hausleiterin wurde eine auf Erfolg getrimmte und gestriegelte Mittvierzigerin. Die war's dann, die mich direkt aussortiert hat. Einfach feuern konnte sie mich nicht, da ich den Arbeitsvertrag schon unterschrieben hatte, also beauftragte sie einige Mitarbeiter, Beschwerde gegen mich einzureichen. Angeblich hätte ich sie massiv bedroht.

Dankeschön! Ich muss meine Umschulung abschließen, um nicht aus dem Bezug von ALG II zu fliegen, und durch den Rauswurf bin ich bloß noch Praktikant, yeih! Mir fällt mein desaströses Achtklässler-Praktikum ein. Auch das war schon in eine Möbelhäuserhölle, seinerzeit bei Hin&Mit. Danach hatte ich mir geschworen, nie wieder eine zu betreten. Ein Mitlernender hatte mich verprügelt, weil ich auf sein »du bist behindert« mit einem etwas zu lässigem »eher dein Vater« geantwortet hatte.

Und nun bin ich wieder ein »Möbler«. All das, weil ich meinem Bewerbungscoach im Jobcenter sagte, ich wolle mit Menschen arbeiten.

»Ich möchte mit Menschen arbeiten!«

So lautete meine klare Aussage im Erstgespräch beim Arbeitsamt. Ich bin jung, motiviert, habe eine Vorgeschichte, aber ich will das und ich schaffe das, egal was ich dafür tun muss!

Bei der Arbeit mit Menschen hatte ich mir eigentlich etwas anderes vorgestellt, als innerhalb von zwei Sätzen herausfinden zu müssen, ob ein Kunde kauft oder nicht, und ihm gegebenenfalls eine völlig ungeeignete Badezimmerkombination anzudrehen...

Monatelang habe ich versucht, meine Jobcentertussi davon zu überzeugen, dass ich im Bereich soziale Arbeit Fuß fassen möchte. Überlegte, soziale Arbeit zu studieren und mich beruflich neu zu qualifizieren. Doch die alte Schabracke meinte bloß:

»Das schaffst du eh nicht. Ich sehe dich in einer Tätigkeit auf dem zweiten Arbeitsmarkt.«

Bei der beruflichen Integration geht es keinesfalls darum, den Klienten zu einem Beruf oder gar zu einer Berufung zu verhelfen. Man will schlicht und ergreifend den nervigen Hartz-4-Assi von der Liste streichen. Ob der Klient für seine neue Tätigkeit geeignet ist, steht zunächst im Hintergrund. So wird jemandem mit Bandscheibenvorfall gern auch mal eine Tätigkeit im Landschafts- und Garten- oder dem Gerüstbau angeboten.

Bei der Konkurrenz erwartet mich eine verborgene Gladiatorenarena mit schlechter Luft, künstlichem Licht, nerviger Dauerbeschallung und einem immer wiederkehrenden »absoluten Tiefstpreis Alarm«. Das ist natürlich genau der richtige Ort, um Praxiserfahrung zu sammeln und mein auf Intensivschulung Erlerntes anzuwenden.

»Ich bin ein cholerisches Arschloch. Ich werde oft betrunken sein und dich anschreien und niedermachen! Von Badezimmer- bis Büroabteilung gehört alles mir. Das ist mein Reich, meine Liga, hier regiere ich!«

Mit dieser charmanten Begrüßungsformel werde ich willkommen geheißen. Für ein paar Sekunden habe ich ernsthaft geglaubt, dass es sich um einen Scherz handelt: Den »Neuen« in der Truppe erst einmal auflaufen lassen und nach ein paar Schocksekunden im Team begrüßen. Ach, wär's doch so gewesen...

Mein Abteilungsleiter Ralf »Ralle« Kotschinsky ist dürr und bleich. Seine Füße stecken in Schuhen von Geox, ihr wisst schon – die Schuhe, die atmen. Der spargeldürre, von Alkohol und Nikotin geschädigte Körper ist mit einer fast borstigen Körperbehaarung überzogen. Er trägt das grelle Poloshirt der Möbelhauskette wie eine Uniform. Seine kaffeebraunen Vorderzähne gammeln vor sich hin. Kreisrunder Haarausfall macht dem Mittvierziger sichtbar zu schaffen.

Ich hatte die ersten Tage stetig überlegt, an wen »Ralle« Kotschinsky mich erinnert, dann fiel es mir wie Schuppen aus den Haaren. Gollum – »Mein Schatz!« – die Kreatur aus der »Herr der Ringe«-Saga, nur eben als Mensch. Auch nach meiner neuen Erkenntnis gehe ich fürs Erste davon aus, dass Ralf Kotschinsky ein menschliches Wesen ist. Vielleicht aber auch nicht?

Indizien seiner Unmenschlichkeit? A. Kotschinsky gehört zu der Spezies der Workaholics. Sechs Tage die Woche schwirrt er durch die verwunschenen Gänge seines Brownie Islands. Warum Brownie? Keine Ahnung. Eventuell hat er seinen Arbeitsbereich nach seiner Zahnfarbe benannt. Von 8.30 Uhr morgens bis 22–23 Uhr abends, kommt darauf an, wann alle dicht sind: Kotschinsky ist einfach immer da, selbst während seiner Urlaubszeit, sieht alles und hört alles. Wenn ich mich nur für einen ganz kurzen Moment auf einem der Bürostühle niedergelassen hatte, schoss er um die Ecke! Richtig unheimlich, denn egal wie viele Runden ich in der Abteilung drehe, egal wie viele Kommoden ich verkaufe und egal wie oft ich mich versichere, dass kein Kunde weit und breit zu sehen ist, Ralf Kotschinksy ist immer zur Stelle.

Seine Lieblingsbeschäftigung besteht darin, mir und meinen Azubikollegen nach Feierabend, nach zehn Stunden Möbelhausschicht, noch einmal den Auftrag zu erteilen, die Abteilung zu säubern.

»Ich erwarte absolute Perfektion!«

Mir ist natürlich völlig klar, dass die Abteilung ordentlich hinterlassen werden muss. Seltsam nur, dass uns Kotschinsky immer dann »entlässt«, wenn es unmöglich ist, noch schnell den Bus zu erwischen. Der fährt alle zwanzig Minuten und ihn zu verpassen ist jetzt kein Beinbruch, kotzt mich aber trotzdem an. Gerne brummt er einem auch Intensivschulungen auf. Zwei Stunden vor Arbeitsbeginn antanzen, »Ralle« ist ja sowieso schon vor Ort, und das Computerprogramm Schritt für Schritt mit ihm und seiner Kaffee-Nikotin-Ausdünstung »durchforsten«.

Von den zwei Stunden Intensivschulung sitzt Kotschinsky eine Stunde fünfzig im Aufenthaltsraum und pafft eine Kippe nach der anderen.

Ich bin zwar hochgradig paranoid, aber Kotschinsky hat das wirklich nur gemacht, um uns systematisch zu ficken.

Ich habe auch ganz schnell herausgefunden, wer zum Club der Partygänger gehört und wer nicht. Der Club der Partygänger besteht aus dem Hausleiter, dem Verkaufsleiter, Kotschinksy und dauernd wechselnden Mitarbeitern. Laut eigener Aussage soll ein gemütliches Beisammensitzen nach einem stressigen Arbeitstag unter Kollegen den Zusammenhalt fördern. Die Kästen Bier, die sie dabei jeden Abend leeren, werden als Kollateralschaden verbucht. Ab und an wird die Konferenz dann auch in die Disco verlegt. Ich kann einige Male beobachten, wie Mitfeiernde in rekordverdächtiger Zeit zu Abteilungsleitern aufsteigen.

Für Azubis und Nichtsüchtige klingt das super. Wäre ich 19 Jahre alt gewesen, hätte ich solches Verhalten auch derbe abgefeiert, aber diese Zeit war zum Glück vorbei. Da ich offen und ehrlich mit meiner Drogenvergangenheit umging, hatte ich ein Stück weit Verständnis erwartet. Fehlanzeige.

»Der Herr Forster hat wohl Besseres zu tun, als mit uns ein Bierchen zu trinken!«

Habe ich, aber das geht euch einen Scheißdreck an. Ich kann mir nach Feierabend nichts Schöneres vorstellen, als in die Arme meiner Freundin zu fallen. Würde ich denen aber niemals so sagen, denn was sich herauskristallisiert, ist, dass der Club der Partygänger aus lauter einsamen, gebrochenen Herzen besteht. Alle Mittrinkenden dürfen die Chefs mit dem ehrenwerten »du« ansprechen. Ich muss siezen.

Als tätowierter Möbelverkäufer muss ich mich warm anziehen. Während der Sommerzeit steigt das Thermometer rapide an. Lange Hosen müssen alle Mitarbeiter tragen. Jeder Mitarbeiter bekommt ein langärmliges und ein kurzärmliges Poloshirt. Das langärmlige ist für den Winter vorgesehen, außer man trägt Tattoos. Der Verkaufsleiter, Mitglied des Partygängerclubs und dennoch ein super Typ, setzte sich dafür ein, dass ich ebenfalls kurz tragen darf.

»Wir repräsentieren junges Wohnen, außerdem finde ich das cool!«

Trotzdem ist der Vorgesetzte dagegen, mit folgendem Ergebnis: Da keine weiteren Langarmshirts mit Firmenlogo für Mitarbeiter zur Verfügung stehen, knechte ich über ein halbes Jahr mit einem logofreien, aber langarmigen Shirt unter dem Kurzarmshirt des Hauses.

»Mann, ist das warm heute!«

»Ich würde das überhaupt nicht aushalten, bei der Bullenhitze lang tragen zu müssen!«

Gegenseitiges Verständnis wird hier eben doch groß geschrieben! Diese alten Wichser. Gegen Ende des Sommers wird eine neue Kassendame eingestellt, tätowiert. Einstimmig beschließt man, dass es nicht zumutbar ist, wenn sie lang tragen muss.

Soll doch jeder machen, was er will. Hauptsache, ich verdiene etwas Geld. Mittlerweile kann ich das hysterische Abwinken meines Azubikollegen bei meiner ersten Abteilungsbegehung ziemlich gut nachvollziehen. Er hatte es nicht leicht. Araber!

»Der sprengt sich eines Tages noch in die Luft!«

»Bitte Allah um etwas mehr Hirn, alter Kameltreiber!« Zitat von Kotschinsky.

Auf Arbeit gibt es immer einen Idioten

»Mit der Büroleitung musst Du Dich immer gut stellen, die kann Dir den Arsch retten!«

Mit Schirm, Charme und guten Verkaufszahlen habe ich gehofft, einen guten Eindruck zu hinterlassen. Ich hätte wissen müssen, dass sich die Zuständige einen Scheiß dafür interessiert. Ich habe selten so eine verbitterte junge Hexe gesehen. Verbittert, frustriert, gestresst und cholerisch presst sie ihre Mundwinkel zusammen, die Fäuste geballt. Durch ihre von Falten umgebenen Sehschlitze dringt Hass. Hass, Hass, ich hasse euch ALLE!

Weil in diesem Möbelhaus alle flexibel sein müssen, sitzt Frau Hart oft an der Kasse. Nie allzu lang, denn vor der Kundschaft muss sie die freundliche Kassiererin geben. Beobachtet man Frau Hart bei ihrer Tätigkeit, kann man sehen, wie sie mit jeder Freundlichkeit zu kämpfen hat. Nach einer Weile treten die Hassfalten in ihrem Gesicht hervor. Man munkelt, die Falten hätten sich in ihre Haut gebrannt, als sie vor langer Zeit ein einziges Mal Trauer zuließ. Saure Tränen hätten ihr das Gesicht zerfressen.

Ihr Schicksal besiegelt, verurteilt und weggesperrt.

»Ein Blinder soll ihr Essen bringen.«

Ihre Fratze auf ewig verdeckt hinter einer eisernen Maske, die nur für Männer ausgelegt ist.

Ihr Büro zu betreten gleicht der Herausforderung, der sich Siegfried den Drachentöter stellte, ihre Durchsagen sind mehr als gefürchtet.

Mit der Unverständlichkeit eines Flugzeugpiloten schmettert sie ihre Tiraden durch die Lautsprecheranlagen. Pfefferspray für die Seele, denn bei ihr anrufen zu müssen, ist wie ein perfider Selbstmord.

»Forster, sofort die 221!«

221 ist ihre Durchwahl. Die meistgefürchtete Tastenkombination auf dem Telefon. Ein Trottel soll ihre Nummer nur mal »so zum Spaß« gewählt haben. In Gedenken an diese waghalsige Tat hängt sein Bild für alle Zeiten hinter dem Kaffeeautomaten des Aufenthaltsraums der Mitarbeiter.

Willkommen!

»Ey, Forster! Was ist los mit Dir? Ich habe soeben DEINEN Kunden in der Badezimmerabteilung bedient!«

»Ja, danke!«, antworte ich, obwohl mir »Halt die Schnauze« in diesem Moment um einiges leichter über die Lippen gegangen wäre.

»Und nur zu deiner Information. Ich habe Herrn Odel über diesen grandiosen Provisionsverkauf informiert!«

»Das ist schön!«, sage ich und meine aber, dass selbst ein »Halt deine verdammte Schnauze« für so ein Arschloch noch viel zu höflich wäre. Denn Odel ist unser Chef.

»...Und bevor ich es vergesse...«

Was denn noch, du Oberschleimscheißer, hast du denn nichts Besseres zu tun? Beispielsweise die Flusen in der Teppichabteilung zu zählen und tabellarisch zu erfassen?

»ICH...«, kurze Pause, um Überlegenheit zu demonstrieren, »...habe den Hausleiter darüber informiert, dass du und dein Kollege Arwa, dieser pakistanische Nichtsnutz, anscheinend den ganzen Tag damit verbringt, Löcher in die Luft zu starren.«

»Zinkst du mich gerade weg?«

»Willkommen, so läuft das hier bei uns nun mal. Umsatz, Umsatz, Umsatz! Wenn du das nicht langsam begreifst, hast du hier nichts verloren.«

Ich packe den Zipfel seines Shirts, ziehe es nach vorne und stülpe es ihm über den Kopf. Schlage zuerst in den Bauch, ramme dann das Knie in seine Abteilungsleiterfresse, stoße ihn in eine der Badezimmerkabinen und prügle wie wild auf ihn ein.

»Ich gebe dir Umsatz, du elender Hund, du Opfer, du Spast, du Heuchler, du Kollegenschwein!«

Jeder meiner Tritte sitzt. Obwohl ich mir geschworen habe, dass so etwas nie wieder passiert, tut es richtig gut, dem arroganten Drecksack die Scheiße aus der Leib zu prügeln.

Kurz darauf sitze ich im Büro des Chefs…

Der Heuchler wird gerade mit dem Krankenwagen abtransportiert.

»Herr Fooooorster!«, sagt der Chef, weiter nichts.

Ich bewege meinen Fuß hin und her, wahrscheinlich habe ich ihn mir auch noch verstaucht. Dieser Pisser. Das war bestimmt so einer, der in der Schule immer freiwillig die Tafel geputzt und die Strichliste fehlender Hausaufgaben geführt hat. Durchs anschließende jahrelange Arschkriechen hat er es dann irgendwie geschafft, sich einen Abteilungsleiterposten zu ergattern.

»Herr Forster? Haben Sie etwas dazu zu sagen?«

»Nein!«

»Herr Forster, ich verlange von ihnen eine Erklärung!«

»Er ist ein Arschloch!« Mir platzt der Kragen. »Und er hat es verdient, genauso wie du es verdient hättest, du elender Kinderficker. Denkst du, ich weiß nicht, was hier bei euch abgeht?!«

Im selben Atemzug stehe ich auf, mit solch einer Wucht, dass mein Stuhl nach hinten kippt, packe Herrn Odel an der Krawatte, ziehe ihn zu mir her, schlage ihn voller Wut ins Gesicht. Blut schießt aus seiner Nase, tropft auf den Schreibtisch und auf sein Hemd. In Sekundenbruchteilen färbt es sich rot. Mehrere Mitarbeiter stürmen durch die Bürotür. Ich springe über den Schreibtisch, beuge mich über Odel, schlage so lange auf ihn ein, bis mich jemand von hinten gewaltsam wegzieht.

Menschen fixieren mich auf dem Boden.

Polizeibeamte kommen. Ich habe keine Chance, werde überwältigt. Ich versuche mich loszureißen, spucke, beiße und kratze nach allem, was ich kriegen kann.

Mit Handschellen werde ich abgeführt und in einen Wagen gedrückt.

»Du Scheißbulle, Bullenschwein, du blöder Bulle, Bulle, Bulle…«

»110 wäre es gewesen.« Die Worte bringen mich in die Realität zurück. Kein Blut, keine Handschellen. Kein Ausrasten und keine Schlägereien.

Ich stehe schweißgebadet neben Kotschinsky an der EDV, wieder dieses Gefühl. Panik und Erleichterung wechseln sich ständig ab. Kotschinsky hackt wutentbrannt die 110 in den Computer, in der anderen Hand hält er ein Möbeletikett.

»110, verdammt nochmal. Du bist doch zu blöd zum Scheißen! Ich habe dich tausendmal gefragt, ob du das Drucken der Preisschilder verstanden hast. Ich weiß nicht, wie oft ich dir das noch erklären soll! Los, geh mir aus den Augen, sofort. Muss erst mal eine rauchen.«

Sei doch einmal normal und trinke!

»Alles Gute zum Gebuuurtstag!« Auf Maria, hoch die Tassen!

Ich stehe etwas abseits der Partymeute. Während die anderen mit Vodka anstoßen, bleibe ich bei Cola. Kostet mich Überwindung, und ehrlich gesagt, komme ich mir andauernd fehl am Platz vor.

»Forster, Mann, zieh dir endlich den Stock aus'm Arsch!«, gröhlt Brauer. Brauer habe ich erst vor kurzem kennengelernt. Brauer hat es geschafft, sich in Rekordzeit abzudichten. Er will lustig sein und hält sich für eine Ausgeburt des Humors. Brauer plärrt ununterbrochen, er ist tätowiert, trägt wilden Haarschnitt und Bart. Wenn ich ihn so beobachte, wie er durch die Party torkelt, jeden abcheckt und umarmt, zwischendurch jemanden anschreit, dabei in beide Richtungen gleichzeitig blickt – erkenne ich mich selbst wieder. Brauer wäre der perfekte Partyabrisspartner für mich gewesen. Sagenhaft, mit welcher Selbstverständlichkeit er den Getränketisch, mit an die zwanzig Pullen Schnaps und sämtlichen Mischgetränken, komplett für sich in Anspruch nimmt. Verübeln tut ihm das keiner. Warum auch, er macht ja Party! Party machen ist cool – Brauer ist cool!

Dann wird »Willst du mit mir Drogen nehmen« gespielt, der Song von Alligatoah, voll aufgedreht. Brauer formt das Wohnzimmer kurzerhand zur Tanzfläche um ... Discopogo was das Zeug hält, ohne Rücksicht auf Verluste ...

Ich kann nicht anders und schließe mich ihm an. Brauer und

ich tanzen im Kreis, grölen und schreien, feiern und freuen uns! Für einen kurzen Moment vergesse ich mich, dann geht mir die Puste aus, und ich ziehe mich wieder zurück. Brauer kennt keine Grenzen und reißt alle um.

»Ey, Schwarzer Peter, wir sind jetzt Freunde, komm, wir tanzen.«

Schwarzer Peter ist wirklich schwarz und heißt auch wirklich Peter. Peter ist groß gewachsen und muskulös, sieht aus wie dreißig, ist aber erst neunzehn. Peter ist ziemlich cool drauf und kann offensichtlich gut über sich selbst lachen. Die anderen Afroamerikaner, die ich so kennengelernt habe, hätten dem Brauer erstmal richtig die Fresse poliert.

»Fuck, was soll das denn? Wer von euch hat mir Vodka in mein Coke geschüttet?«

Geburtstagskind Maria, Julias alte Schulfreundin, kriegt sich nicht mehr ein vor Lachen. Ihre Freundinnen prusten mit.

»Oh, Maria, geil von dir!«

»Wir wollen, dass du mit uns feierst...«, kreischen sie.

Und genau in diesem Moment habe ich wieder mal begriffen, wie wahnsinnig schwer es ist, nüchtern und clean zu bleiben.

Sich aufregen bringt nichts, mit Maria das Gespräch suchen ebenfalls nichts.

Mir bleibt nur übrig, das ganze Szenario zu überstehen, Julia zuliebe. Julia zuliebe... Sie hatte mich vorgewarnt.

»Dir gefällt das doch eh nicht.«

Stimmt, aber ich wollte unbedingt mal mit. Sie geht wirklich nicht oft feiern, aber alle Mädchen in ihrem Alter tun das. »In ihrem Alter«, wie das schon wieder klingt. Ich bin jung, dynamisch und cool... trotzdem passe ich einfach nicht hierher.

Maria ist in der Phase ihrer Rebellion. Voller Stolz erzählt sie, dass sie auf den Balkon gepisst hat, weil sie das Badezimmer nicht fand, so vollgetankt sei sie gewesen.

An diese Phase erinnere ich mich persönlich sehr gut, kann sie nachvollziehen, weiß aber noch besser, wo das Ganze endet. Ich will nicht, dass mein Juliamond selbiges durchmacht. Mir ist schon irgendwie klar, dass sie so etwas nicht machen würde, dafür ist Julia zu klug, zu gebildet, zu vorsichtig. Aber ich habe trotz allem lieber ein Auge drauf...

Als ich von der Toilette zurückkomme, liegt Brauer bewusstlos in der Ecke. Maria und Co. haben eine vorübergehende Beschäftigung darin gefunden, Brauer mit Edding zu beschmieren: Penis an den Mund, abgefahrene Lippenstiftkreise an den Backen und auf der Stirn die Aufschrift »Raumschiff!« – stellvertretend für die aktuelle Drogendisco Nummer 1. Ich hätte Brauer wirklich gerne geholfen, konnte mich vor lauter Lachen jedoch nicht dazu aufraffen.

Brauer ist raus, out of control...

Nächste Station Raumschiff. Drogendisco, natürlich nur, weil die Musik dort so gut ist. Maria ist gerade am ausprobieren, was Chemie angeht. Sie beteuert zwar andauernd, dass sie wirklich nur Alkohol trinkt, aber ihr Augenschimmern, wenn von Pillen und Pepp die Rede ist, verrät, was Sache ist.

Julia findet: »Ich will unbedingt mal Pillen ausprobieren, einfach nur, um zu wissen, wie es ist!«

Klar, kann ich gut nachvollziehen. Aber nein, niemals werde ich zulassen, dass du dir so eine Scheiße gibst. Wenn ich es ihr verbiete, findet ein Umkehreffekt statt. Also zeige ich ihr lieber, was mit Menschen passiert, die nur »einmal ausprobieren« wollen.

Das Innere des Raumschiffs hat sich null verändert, obwohl mein letzter Besuch knappe fünf Jahre zurückliegt. Der Laden steht meiner Meinung nach kurz vor dem Abriss, kostet aber 12 Euro Eintritt. Stempel abgedrückt und rein ins Vergnügen.

Der Bass scheppert, Neonlaser wirbeln und Drogenkonsumenten tanzen, als gäbe es kein Morgen. Ich versuche mich dem anzuschließen, finde aber einfach keinen Gefallen. Julia tanzt mit Maria.

Ich streife umher. Die vollgeschmierten Toiletten markieren noch immer die Konsumzone. Verschwitzte, abgemagerte, bleiche Jungen mit Froschaugen huschen vorbei. Völlig fertige Mädels himmeln diese an. *Alle kauen, keiner isst; alle schmeißen, keiner fängt*… the same procedure as every weekend…

Ok, das war es für mich.

Als ich Julia und Maria im hintersten Eck der Tanzfläche mit einigen Jungen plaudern sehe, raste ich aus.

Ich gehe auf Julia zu…

»Hat ja lange gedauert, bis du dir einen anderen zum Ficken suchst…«

Hinter ihrer Brille scheint mich Julia zu verhöhnen. Sie genießt es richtig, mich lächerlich zu machen. Ich denke an meine Ex:

»Du bist genau wie Seven, ihr seid alle gleich!«

Kurzschlussreaktionen

»Morgen fährst du auf Schulung, nach Neumarkt. Dein Crashkurs fürs Handling im Möbelhaus. Ich wünsche dir viel Spaß, pass gut auf. Wir sehen uns in einer Woche.«

Aber vorher funkt noch das Derby dazwischen: Nürnberg gegen Fürth, Ausnahmezustand. Deshalb will ich Julia verbotenerweise mit dem Firmenwagen abholen und nach Hause kutschieren. Sollte meine Privatfahrt auffliegen, bedeutet das Überstunden mit Kotschinsky. EDV-Schulung bis zum Abkotzen, eine Woche lang. Immer noch besser, als meinen Juliamond mit volltrunkenen Fußballidioten im Bus nach Hause fahren zu lassen.

Das Stadion wird bei solchen Gefahrenspielen immer großräumig abgesperrt. Ich bin spät dran. Da ist es wieder, dieses Gefühl.

Julia ruft an. Bis ich das Handy aus der Hosentasche gepfriemelt habe, hat sie aufgelegt. Als ich zurückrufe, geht sie nicht ran. Ich springe aus dem Auto und renne los, einen Kilometer bis zum Stadion. Vorbei an Straßenabsperrungen und Bullen, panisch und nur mit diesem einen Gedanken:

»Wo steckst du denn bloß?«

»Wo bist du?«

Ich schrecke durch Menschenmassen und wähle ungeduldig Julias Nummer, Handy aus.

»Oooh, Mann!«

Nach weiteren schrecklichen Minuten erkenne ich im Getümmel ihre Jacke. Da ist sie.

Als ich Julia dann endlich in die Arme schließe, ist alles gut.

»Ich bin so froh, dass du mich abgeholt hast. Diese Fußballidioten machen mir Angst.«

»Ich bin so fertig, aber warte mal. Wo ist denn der Autoschlüssel?«

»Fuck, fuck, fuck!«, fluche ich, schrecke umher, fasse mir an den Kopf, als ob das was bringt.

Muss anrufen. Habe keine Wahl.

»HABEN SIE DIR INS HIRN GESCHISSEN??«

»Schluck.«

»DU RUFST MICH AN UND WILLST DEN ERSATZSCHLÜSSEL FÜR DAS AUTO, MIT DEM DU ÜBERHAUPT NICHT PRIVAT HERUMFAHREN SOLLST??«

»ICH WEISS NICHT, OB ICH KOTZEN ODER HEULEN SOLL, WIE SCHEISSE BLÖD BIST DU DENN? DEINEN KURS KANNST DU VERGESSEN, GENAUSO WIE DEINEN JOB!«

Genau so würde Kotschinsky mich anschreien, so laut und energisch, dass seine Spuckefäden durchs Telefon wirbeln, so sauer wäre der. Während ich mir gedanklich schon mein Todesurteil ausmale und verbissen den Schlüsselverlust rekonstruiere, habe ich die einfachste Variante völlig außer Acht gelassen:

Der Schlüssel steckt ganz einfach noch im Schloss.

Weinen, schreien, mich im Kreis drehen und dabei in die Hand beißen.

Genug Aufregung für heute ...

Julia heimgebracht, nach Hause weitergefahren, direkt vor der Haustür geparkt, na wer sagt's denn! Jetzt nur noch ab ins Bett ...

Beladen mit einem Zwölferpack Milch, meinem Rucksack und drei Packungen Eiern schlendere ich zur Eingangstür. Milchkarton unter den Arm geklemmt, Eierkartons auf dem

Treppengeländer abgestellt. Mit der rechten Hand versuche ich den passenden Schlüssel aus dem Bund rauszufingern.

Nanu? Was ist denn jetzt los? Der Hausschlüssel dreht durch. Schlüssel steckt, passt, aber der Zylinder greift nicht. Sofort überkommt mich wieder diese Angst. Immer wieder dieses elende, miese Gefühl.

»Was mache ich denn jetzt?«

Mitten in der Nacht, kein Mensch weit und breit. Julia hat einen Schlüssel, aber jetzt wieder zu ihr zu fahren, geht gar nicht. Ich werde immer nervöser, fast panisch.

Das einzige, was mir einfällt, ist wie wild Sturm zu klingeln, bei allen im Haus. Irgendeiner wird schon die Tür öffnen ...

Mit jedem erbarmungslosen Donnern gegen die Klingel bekomme ich ein schlechteres Gewissen und ahne bereits, dass das richtig Ärger gibt. Kohle für den Schlüsseldienst habe ich nicht, also bleibt nur diese Option.

Nach gefühlten fünf Minuten Dauerläuten geht endlich das Licht im Hausgang an. Zwei Gestalten glotzen durch das Milchglas, kochen vor Wut.

Mit der Linken umklammere ich immer noch den Milchkarton, in der Rechten meine drei Packungen Eier.

Die Tür öffnet sich. Vor mir ein verständlich mies gelaunter, total verschlafener Türke. Neben ihm ein zwei Meter kleinerer Opa. Der Alte wohnt direkt neben mir. Wir sind uns des Öfteren im Hausgang begegnet. Gott sei Dank!

»Ihr seid meine Rettung. Danke! Ihr habt auf jeden Fall was bei mir gut!«

»Du Arschloch, warum klingelst du?«

»Ja tut mir leid, schaut her, mein Schlüssel funktioniert nicht, dreht durch.«

Bevor ich mit meiner Geschichte fortfahren kann, greift sich der Türke meinen Schlüssel.

»Los, mach die Tür zu!«

»Hey, stopp. Ich wohne hier!«

Keine Reaktion. Die beiden werfen sich mit voller Kraft gegen die Eingangstür. Ich halte dagegen.

Innerhalb von Sekunden bricht das Chaos aus.

»Einbrecher! Hilfe, helfen Sie uns!«, schreit der Opa.

Der Türke schlägt nach mir. Mit Milchpackung und Eiern in der Hand versuche ich auszuweichen, versuche mich zu erklären. Keine Chance, die beiden schreien wie am Spieß. Ich brülle zurück, und obwohl wir mitten in der City wohnen, scheint es niemanden zu interessieren. Ich schaffe es, mich in den Hausgang vorzukämpfen, samt Milch und Eiern. Der Türke packt mich am Hals, nimmt mich in den Schwitzkasten. Der Opa greift sich meinen Milchkarton, will ihn auf die Straße feuern. Ich boxe den Türken in die Ecke und entreiße dem Opa meine Milch. Der Türke packt mich erneut, schleudert mich hin und her, der Opa tritt nach den Eiern. Mit voller Wucht ramme ich den Türken, der fällt um. Der Alte tritt wie wild auf meine Eierkartons.

»Ey, bist du behindert oder was? Was machst du mit meinen Eiern? Ich wohne hier. Meine Klamotten und alles sind im ersten Stock.«

Die beiden glotzen mich verwundert an.

»Ach, du wohnst hier?«

»Natürlich wohne ich hier, was sollte ich denn sonst hier wollen. Ich zeige dir meinen Ausweis, aber eigentlich solltest du mich erkennen, ich wohne direkt neben dir…«

Ich überreiche dem Alten meinen Ausweis. Der wirft einen Blick drauf, dann wirft er ihn aus der Tür. Der Türke feuert meinen Schlüssel hinterher.

»Ihr Penner, geht's noch?«

Erneut brüllen alle durcheinander. Unser Krach muss so

laut gewesen sein, dass mittlerweile das ganze Haus wach ist. Aus dem Geschrei wird Geschubse, dann eine richtige Rangelei. Die beiden versuchen mich mit aller Kraft aus dieser Eingangstür zu befördern. Der Opa zieht an meinen Armen, der Türke drückt mit all seiner Kraft. Ich kämpfe dagegen an, schreie, schubse, zerre, schlage, beiße, kratze, ziehe, blockiere, plärre, gröle, erkläre, ziehe, drücke, reiße...

Ein Kampf wie auf Leben und Tod. Der Alte tritt auf meine Milchpackungen ein, ich kann seine Tritte abwehren. Der Türke schlägt, kratzt, schubst, beißt, reißt, zieht, grölt...

Der Opa beißt, sein Gebiss fliegt aus dem Mund, er schubst, schreit, zieht mir an den Haaren.

Das Ganze scheint kein Ende zu nehmen, bis eine russisch sprechende Frau am Treppenaufgang steht.

»Erkan, Vladimir, was macht ihr denn? Der Junge wohnt neben uns!«

Die beiden lassen von mir ab.

»Die Milchpackungen bezahlst du mir, du alter...«

»Ach, Bljad!«

Ich zittere am ganzen Körper, bin übersät mit Kratzern und Schürfwunden. Der Alte und der Türke pfeifen aus dem letzten Loch.

»Ich dachte, du bist ein Einbrecher, Bljad!«

Flashback

»Tor zwei. Aufmachen!«

Flashback: Ein mies gelaunter Justizvollzugsbeamter wuchtet dicke Stahltüren auf, eine nach der anderen.

Das Klimpern der Schlüssel macht mich wahnsinnig. Widerwillig tapse ich hinterher. Dieses elende, dreckige, abstoßende Gefühl strömt durch meinen Körper, hackt sich in meinen Schädel.

Flashback: Zwei Beamte führen mich in einen Raum.

»Hier warten!«

Ich nehme Platz auf einer knarrenden, vollgekritzelten Holzbank.

»Polizei dein Freund und Helfer, schlag sie tot und hilf dir selber«, steht an der sonst kahlen, vergilbten Wand. Verewigt.

Mein Blick wandert nach links oben. Durch verdreckte, mit alten Kippenstummeln gespickte Lochblechgitter blitzt ein Sonnenstrahl, der direkt in der tristen, immer gleichen, sich nie verändernden Gefängnisträgheit verglimmt.

Ein leises Vogelzwitschern gibt mir Halt, ist mit einem Wimpernschlag weg. Wo ich hingeführt werde, gibt es kein Zwitschern, höchstens ein Picken, ein Kratzen und Schaben der Aasgeier, die nur auf einen Fehler warten.

Ich hatte mir geschworen, nie wieder zurückzukehren, standhaft zu bleiben und niemals wieder auf dieser Bank zu versauern. Nie, nie wieder mein Gesicht an das Lochblech pressen, um etwas von »da draußen« mitzubekommen.

All das Gut-Zureden, Bitten, Betteln und Stammeln, Kämpfen und Mich-selber-zu-motivieren-Versuchen hat am Ende nichts gebracht, denn ich bin wieder hier.

»Du bist einer der wenigen, die es SCHAFFEN. Die nicht aufgeben. Die sich nicht unterkriegen lassen.« Lange war das mein Mantra.

Fünf Haftanstalten habe ich überlebt, musste mich in Zellenblöcken und Gemeinschaftsunterkünften durchschlagen. Gestörte Psychopathen und Verhaltenspsychologen pflastern meinen Weg. Habe das alles letztendlich überstanden und bin dann doch gescheitert, beim Wiedereingliedern in eine Gesellschaft, die keine Chancen mehr verteilt.

Ich atme ein und ganz leise wieder aus, versuche, mein Gegenüber nicht merken zu lassen, dass mir das Herz gerade in die Kniekehle rutscht.

»Kommst du klar?« schnaubt der lange Dünne.

»Ja, ja, geht schon!«

Ich stehe auf, bewege mich mit dem Rücken zur Wand. Vom einen ins andere Eck, zwei Schritte, hin und her. Ich fixiere mein Gegenüber. Gleich geht es los! Mein Auge zuckt, ein Schlüssel fährt ins Schloss.

Ende des Flashbacks. Das muss jetzt die Gegenwart sein. Der echte Januar 2014:

»Wittmann und Forster! Entschuldigen Sie vielmals meine Verspätung. Das ist normalerweise überhaupt nicht meine Art. Erlauben Sie, mich kurz vorzustellen, mein Name ist Frederike von Angermeyer, mit E Ypsilon. Ich freue mich, dass sie den weiten Weg auf sich genommen haben und bin schon total auf ihren Vortrag gespannt. Darf ich Ihnen eine Tasse Kaffee anbieten?«

»Klar dürfen Sie, Standard!«, antworte ich.

Nach kurzem Smalltalk mit der etwas verwirrten, dennoch sehr netten Gefängnisdirektorin betrete ich einen Konferenzraum voller Schließer. Alle tragen Straßenkleidung, keiner ist uniformiert.

Ein Stuhl steht inmitten des Kreises, ich nehme Platz, blicke in die Runde. Einige Teilnehmer haben mir 2010 die Zelle zugesperrt.

Frau Angermeyer mit E Ypsilon leitet unser Referat ein.

»Mit großer Freude darf ich heute Herrn Norbert Wittmann, Drogenberater der Stadt Nürnberg, sowie Dominik Forster zu unserem PB-Sucht-Seminar begrüßen. Sie haben den weiten Weg…«

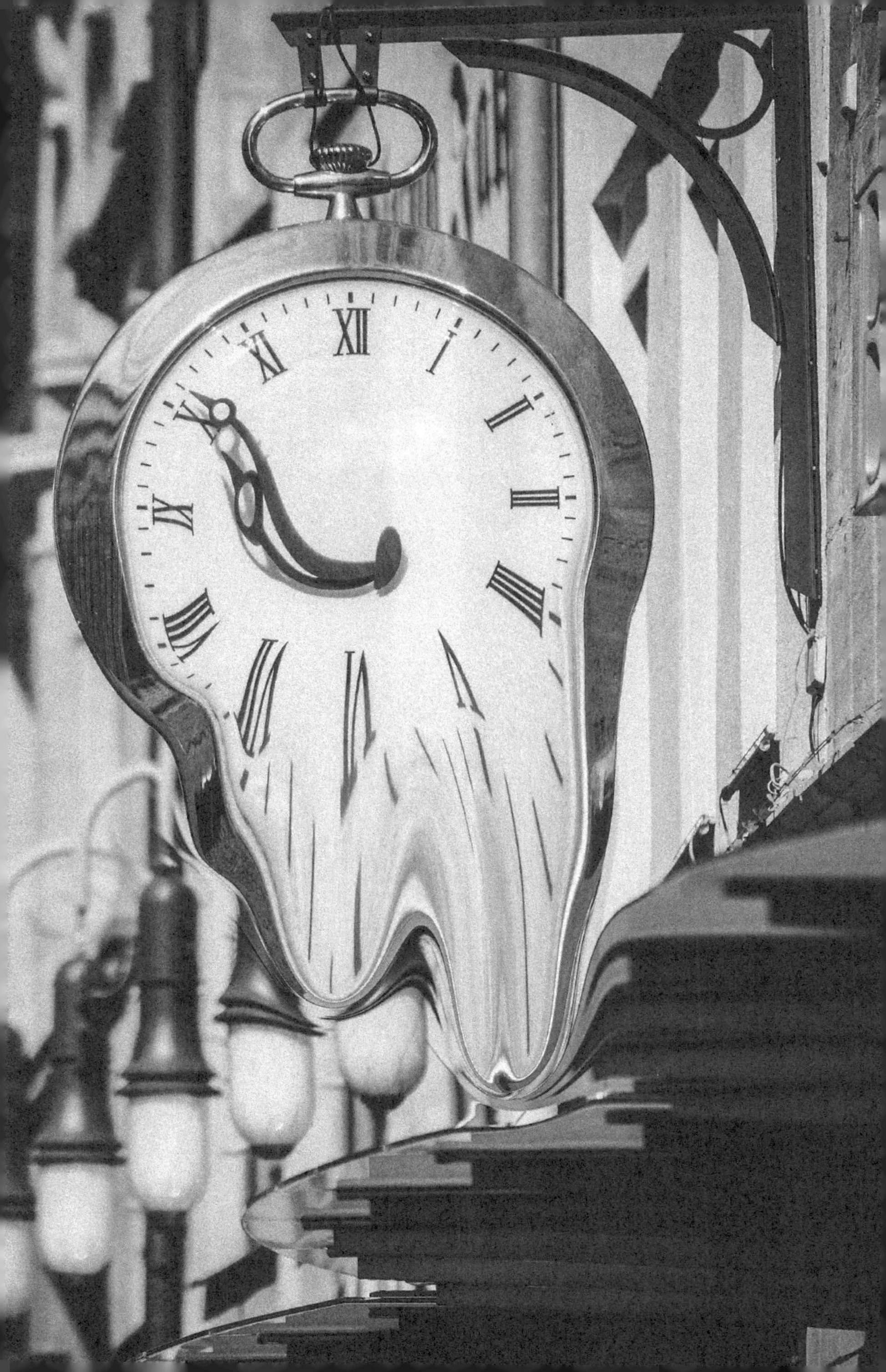

Diagnose: Posttraumatische Belastungsstörung

Schwäche zeigen wirft Fragen auf. Mit mir alleine sein, in Stille, unerträglich. Eingeschaltet habe ich immer irgendetwas. Fernsehen, Smartphone, Radio, Laptop. Ständig am Abklappern, Medienzeitalter.

Oft widerfährt mir Unerklärliches, Abstruses, so richtig merkwürdige Dinge sind dabei. Und hauptsächlich dann, wenn ich mich gerade echt in Ordnung finde.

Es ist immer dasselbe. Kaum denke ich:

»Ey, Kumpel, du bist in letzter Zeit ziemlich normal«, so kommt wieder eine Situation, die sich nicht kontrollieren lässt. Besser gesagt, es passieren Dinge, von denen ich keinen Plan habe, was da gerade mit mir abgeht.

Auslöser für meine Attacken, ich bezeichne sie weniger liebevoll als »Wirbelsturm«, kann alles Mögliche sein. Es gibt Tausende Auslöser, sogenannte Trigger. Trigger, nein, das ist keine Transformation eines Pokemon, anfangs dachte ich das auch.

Bedrohliches Licht!? Wie kann Licht bedrohlich sein? Dazu reicht ein bestimmter Lichteinfall. Ein Trigger, das ist das seltsame Gestikulieren wildfremder Menschen, das Klingeln an der Tür, das Piepsen des Kühlschranks oder sogar das Gefühl in meiner Brust, wenn ich diese Auslöser, genau wie ich es jetzt mache, benenne.

Es kann auch passieren, dass ich durch die Stadt laufe und alles ist cool, und auf einmal stellen sich meine imaginären Stacheln auf und in meinem Kopf bimmeln sämtliche Signale. »Kill Bill« kennt ihr??!

Jedenfalls hat meine liebe Therapeutin für mich entschieden, im April 2015 eine ambulante Therapie bei der MUDRA zu beginnen.

Ich bin nahtlos von der Adaption – der letzten Phase des Entzugs – zum betreuten Einzelwohnen der Mudra, Drogenhilfe Stadt Nürnberg, übergegangen und muss sagen, ich verdanke Frau S. so einiges.

Natürlich konnte sie nicht zaubern und mir ein komplett neues Leben verschaffen, mich mit Zufriedenheit und neuer Arbeit (»etwas mit Menschen«) versorgen - und damit meine ich nicht Möbel verkaufen oder im Supermarkt den Verzweifelten zum nächsten Schnapsregal bugsieren. Neue Freunde, neue Wohnung, am besten ein Penthouse per Vertrag: Wäre schön gewesen, Realität sieht aber anders aus.

In der »Zusammenarbeit« mit ihr habe ich begriffen, dass Therapie, vor allem bei der Mudra, eine wirkliche Hilfe ist. Somit fiel es mir nicht schwer, mich in meine vierte Therapieform zu stürzen, auch wenn das bedeutete, nun schon das fünfte Jahr in Folge Therapie zu machen.

»Stelle dir einen Höhlenmenschen vor!«

Ich sitze auf einem blauen, nicht allzu gemütlichen Klienten-Sessel. Meine Trauma-Therapeutin sitzt mir gegenüber. Immer wenn ich mich setze, und das ist heute noch so, will ich direkt und unverblümt hinausplaudern, was mir in den letzten Tagen passiert ist. Die Körpersprache meiner Therapeutin signalisiert mir: Nein!

Das Zimmer wirkt freundlich, es hängen haufenweise Tintenklecksmalereien an der Wand. Nee, Quatsch! Die Wände sind kahl, aber freundlich. Auf dem Boden liegt ein Teppich, gemustert mit unterschiedlich großen Kreisen.

Bei der Vorstellung eines Höhlenmenschen ploppt sofort das Bild eines Hipsters in meinen Kopf auf, der im

Gestein verzweifelt nach einer Ladestation für sein iPhone sucht.

»Dieser Höhlenmensch tut etwas, versucht Feuer zu machen, dabei hört er ein Rascheln. Kurz darauf springt ein Säbelzahntiger aus dem Gebüsch und will ihn fressen. Er entkommt knapp dem Tod.

Und jetzt die Preisfrage: Was glaubst du, passiert mit dem Höhlenmenschen, wenn er wieder einen Busch rascheln hört?

Er ist schlagartig zurück in den Panikzustand versetzt. Und genau das passiert auch mit dir. Nur hast du nicht einen einzelnen Busch als Trigger, sondern ein Vielfaches an Auslösern.«

Mein Alltag kann sich dadurch auf zweierlei Art vollziehen: Einmal mit Wirbelsturm, einmal ohne. Im günstigen Fall läuft alles, wie es soll. Ein Beispiel: Kurz vor dem Zubettgehen strukturiere ich meine Gedanken und plane meinen morgigen Tagesablauf. 8 Uhr Termin in Pegnitz. Aber 8 Uhr musst du wirklich da sein, sagen wir lieber 7:45, Navigationssystem kündigt an, vierundzwanzig Minuten Fahrtzeit. Machen wir vorsichtshalber fünfundvierzig Minuten daraus, dann kann auch wirklich nichts schiefgehen. 7 Uhr also losfahren – halbe Stunde zum Wachwerden. 6.30 Uhr klingelt der Wecker, ist extrem unangenehm. Während der sanfte Harfenklang in meinem Traum zum nerv-tötenden ersten Auftritt der Wuppertaler Krawallbuben wird, wehrt sich alles in mir, die Decke zu heben – aber von alleine wird das wahrscheinlich nicht aufhören… Nach einer halben Stunde und einem Kaffee bin ich dann so etwas von wach! Kennt ihr das? Natürlich kennt ihr das! Wer nicht!

Ich bin also genau in meinem Zeitplan, starte das Navi, fahre vorsichtig, denn die Straßen sind glatt. Zu meiner Verwunderung läuft alles wie am Schnürchen, das Navigationssystem weist mir den Weg und ich erreiche sicher, pünktlich und hochmotiviert mein Ziel.

Ich kenne das ganze Szenario aber auch anders, denn genau da kommt wieder Frau PTBS ins Spiel: die Posttraumatische Belastungsstörung.

Ausgangssituation ist, dass ich meinen Onkel zum Flughafen gefahren habe. Für ihn heißt es vier Wochen ab in den Urlaub – für mich heißt es vier Wochen den SUV vom Onkel fahren. Läuft! #ichbinkeinalphakevin.

Ein Alphakevin ist zur allgemeinen Information der größtmöglich anzunehmende Idiot.

Der SUV ist recht groß. Ich bin vorsichtig, will ja keine Delle reinfahren. Ich steige also in den Wagen, richte die Spiegel, setze mich, atme durch, betätige die Lüftung und schalte das Navigationssystem an. Route starten… und genau in diesem Moment steigt bei mir die Nervosität. Eigentlich ist das Navigationssystem ja dazu da, um den Fahrer zu entlasten, ich persönlich traue den Dingern aber nie so wirklich, weil sie mich schon an die unmöglichsten Orte gelotst haben. Bei mir scheitert es irgendwie schon an der Eingabe des Zieles, denn die Funktion an sich »funktioniert«, aber ich komme eher selten auf Anhieb dort an, wo ich hinwill.

So auch an diesem Abend. Ich weiß ganz genau, dass jetzt wieder irgendetwas passiert. Ich schalte also die Mucke an. Lehne mich zurück und cruise los. »Links abbiegen«, sagt die Navi-Stimme; »liegt gut auf der Straße«, flüstere ich dem leeren Beifahrersitz zu.

»Die nächste rechts abbiegen!«

Ich bemerke ein Ortsschild: »Kalchreuth.«

Ich bemerke das Schild zwar, nehme es wahr, fahre aber trotzdem weiter.

Auf einmal befinde ich mich auf einer Landstraße, mitten im Schneesturm, vereiste Fahrbahn... Alles ist wahnsinnig intensiv und gestochen scharf, als könnte ich jede Schneeflocke heranscannen.

Darauf folgt Nebel, haufenweise Autos kommen mir entgegen. Ich kann gerade nicht wirklich abschätzen, wie viel Platz ich mit dem SUV benötige, fahre an die hundert Sachen, Reifen rutschen hin und her, ich komme ins Schleudern.

»Anhalten!«

Kann ich natürlich nicht, also folge ich dem Straßenverlauf. Mir ist bewusst: ich befinde mich in einem Film. Mittlerweile kann ich das. Ich weiß, wann ich mich in einem Film befinde, weiß, was der Trigger gewesen ist. Und wenn ich weiß, was der Trigger ist, weiß ich auch, wie ich aus dieser Situation wieder aussteige. Im Auto kann ich bleiben dabei, es ist nur eine Frage des Kopfes.

Um das Wirrwarr zu verdeutlichen und euch das Ganze nachvollziehbarer zu gestalten, blicken wir noch einmal etwas tiefer.

Mein Kopf, mein Gehirn, meine Gedanken, meine Erinnerungen sind alle feinsäuberlich abgespeichert. Meine Fähigkeit, logisch zu denken, so erkläre ich mir das jedenfalls selbst, ermöglicht es mir jederzeit, auf meine Karteien zuzugreifen. Gedankenströme transportieren Informationen.

Im Falle einer Belastungsstörung – also im Falle eines Films – passiert Folgendes. Innerhalb eines Wimpernschlags geraten die Speicher völlig durcheinander. Wirbelsturm! Alle Informationen, Gedanken, Erinnerungen und Überlegungen fliegen wild durcheinander. Mein Hirn pickt sich einzelne Karteien heraus, spielt diese ab, um sie anschließend wieder in die richtige Sparte zu packen.

All das passiert in einem für mich unkontrollierbaren Zeitfenster. Ich befinde mich im Jahre 2016, muss mich aber gerade mit einer Situation von 2008 auseinander setzen.

Wer bringt mein Buch raus?

»Wir interessieren uns sehr für ihr Werk, eine beeindruckende Geschichte!«

Ja Mann, BITCHES! Foschda is back im GAME! Wie lange hatte ich auf diese Chance gewartet. Potential erkannt, jetzt geht's richtig, richtig ab!

Wie heißt der Verlag? – Sunnyville! Meine Liste ist endlos lang, aber Sunnyville war nicht dabei, eine Leseprobe hatte ich ebenfalls nicht verschickt – EGAL! Ich bekomme einen Vertrag zugeschickt. Ich kenne mich nicht mit Verträgen aus und bin total erleichtert, dass ich keine Probleme damit habe, den Vertrag auch zu verstehen.

»Sie haben genau das Produkt, nach dem wir gesucht haben. Das wird ganz groß, Herr Forster!«

Aber die Konkurrenz schläft nicht.

Duotincta-Verlag: »Wir verwenden einen Verdi-Standardvertrag!«

VERDI kennt man, kenne ich. Standard beschreibt meinen Lifestyle und ein Vertrag, den ich nicht verstehe, erscheint mir seriös, seriöser als die Sunnyville-Preller!

Ich habe mich gegen Sunnyville entschieden, weil erstens deren Vertrag zu verständlich gewesen ist und zweitens die mir so intensiv zugesprochen haben, dass da etwas faul sein musste!

Es kommt zur Entscheidung.

Duotinca, die Book-on-Demand-Spezialisten vs. Rowohlt.

David gegen Goliath.

Diese beiden Verlage zeigen nach Abschluss meiner Dauerbeschallung Interesse.

Ich wäre ohne zu zögern zu Rowohlt gegangen. Die hatten nach der Leseprobe euphorisiert mehr verlangt, haben sich anschließend leider nicht mehr gemeldet.

Der Aufzug

»Oh fuck, schon wieder zu spät dran!«

Ein Satz, ein Gefühl, und im weitesten Sinne eine ungewollte Lebenseinstellung.

2012 und eigentlich auch während meiner »Druffijahre« davor war ich ständig meiner Zeit hinterher, kam überall auf den letzten Drücker an. 2015 bin ich nicht erwachsener, aber etwas strukturierter, was heißt, ich bin meist zu früh dran – oftmals eine halbe Stunde. So stehe ich im Gang und überlege, was ich jetzt tun soll. Wenn ich zu früh losgehe, muss ich in der Kälte warten. Dumm rumstehen ist auch keine gute Option, also suche ich mir eine Beschäftigung. Während ich suche, widerfährt mir einer meiner hundert Geistesblitze. Norbert meinte bereits 2013 bei »Über den Berg«: »Du produzierst ungefähr tausend Ideen in der Minute!« Woraufhin ich antwortete:

»Da hast du recht, aber 999 davon sind zum In-die-Tonne-treten.«

Die eine Idee, dieser eine Gedanke ist aber so intensiv, dass ich wegdrifte. Irgendwann, und das kann echt eine Weile dauern, überlege ich, was ich eigentlich vorhatte.

Und da fällt es mir wieder ein. Oh fuck, Freundin abholen!

Blitzschnell Schuhe an, Jacke an und ab in den Aufzug. Kurz zurück, weil Tür nicht zugesperrt.

Das Licht wirkt bedrohlich! Aber jetzt habe ich echt keine Zeit für so einen Scheiß!

Ich wohne mittlerweile im sechsten Stock und fahre überwiegend Aufzug.

Aufzug kommt, Tür klickt, öffnet sich, ich betrete den Lift.

Für den ersten Moment suche ich nach den Knöpfen zum Drücken. Doch sie sind nicht mehr da. Panisch sehe ich mich um. Ein Film im Kopf möchte beachtet werden.

Keine Zeit, ich muss so schnell wie möglich zu Julia.

Filmschnitt, Knöpfe tauchen auf und ab geht es ins EG.

Einmal Party geht noch

»Ich nehme einen Long Island Ice Tea! Standard.«

Heute wird gefeiert! Larry, ein Körperkult-Fitnesskumpel, wird ein Jahr älter.

Der trinkt so gut wie nie. Er ist einer der Kranken, die das Fitnessding knallhart durchziehen. Der presst sich am Tag drei große Becher Quark rein, isst ein halbes Kilo Pute, ernährt sich diszipliniert, trainiert wie ein Ochse und sieht dementsprechend aus. Wenn der trinkt, dann tue ich das auch.

Ich habe mir selbst bewiesen, dass ich den Alkohol kontrollieren kann. Ich habe von heute auf morgen damit aufgehört. Zugegeben, es ist mir die ersten Wochen verdammt schwer gefallen, und eigentlich wollte ich nur meinen Abstinenznachweis für die Medizinisch-Psychologische Untersuchung, aber ich habe es geschafft. Wir schreiben mittlerweile April 2015, und ich bin nüchtern. Trotz Restaurants, Festivals, Partys, Discotheken, Wochenenden, oder der Ladies-Night im Twelve. All diese Tage, Situationen und Ansammlungen von Idioten stellten ein Problem dar.

Julia ist die größte Unterstützung, die ich bekommen kann. Sie akzeptiert meine Abstinenz voll und ganz. Das hat sie schon, als wir uns kennenlernten. Damals war sie gerade 18 Jahre alt. Mit 18 Jahren habe ich jeden, der mir versucht hat zu vermitteln, dass er keine alkoholhaltigen Getränke zu sich nimmt, für einen Alien gehalten.

Aber ab und an wünscht sie sich eben doch, dass wir einfach mal gemeinsam etwas trinken. Mal abfeiern können, ganz normal. Wie es eben alle Menschen tun.

Verstehe ich auch, denn es ist einfach etwas anderes, wenn beide trinken. Angetrunkenes vor sich hin säuseln und dabei seine Liebste im Arm haben.

»Hoch die Gläser!«

Schmeckt genauso beschissen, wie ich es in Erinnerung hatte; knappe zwei Jahre bin ich jetzt trocken. Nach Schluck zwei, drei und acht ist das Glas leer.

»Noch einen, bitte!«

Mir ist klar, was gerade mit mir passiert, mein Suchtgedächtnis erinnert sich. Ich spüre, wie mein körpereigener Rechner hochfährt und Tausende kleiner Fenster am Desktoprand aufploppen. »Ihr Computer ist gefährdet.«

Heute wird ignoriert!

Ich merke, wie ich selbstbewusster werde, dann, wie mir alles egal wird. Schmaler Grad – aber mir gefällt es immer noch, das Betrunkensein: Überheblich werden, aber so tun, als hätte man alles unter Kontrolle. Gesprächsthemen an diesem Abend habe ich erfolgreich ausgeblendet. Ich kann mich an überhaupt recht wenig erinnern. Ist auch scheißegal, es geht einzig und allein um die Tatsache, dass ich mich irgendwie »normal« fühle.

Nachdem ich drei Kippen geraucht habe, zünde ich sofort die vierte an. Es tut gut zu rauchen!

»Hast du mal Feuer?« als Lebenseinstellung.

Freitagnacht, 00:23 Uhr. Mit der letzten U-Bahn in die Discothek. Julia, Larry, ich und zwei andere. Freunde von Larry. Ich habe keine Ahnung, wie die heißen, das Problem habe ich immer noch. Ich finde Namen aber gar nicht so wichtig. Und heute Nacht sind wir Freunde, Brüder im Geiste, beste Freunde für einen Tag. Im Schwimmbad bin ich oft auf Kinder zugegangen und habe gefragt, ob ich mitspielen darf, oder wurde gefragt, ob wir beste Freunde für einen Tag sein wollen. Arschbombenwettbewerb vom Startblock in den abgetrennten Schwimmerbereich. Hindernislauf über die Decken der Schwimmbadbesucher mit anschließendem Brausewürfel im Mund, der ganze prickelnde Brocken, und sich dann verabschieden. »Ich werde dich nie vergessen!« Und heute: Betrunken Arm in Arm schlendernd, den Gehweg entlang… Wie damals.

Dem Licht der Straßenlaterne entgegen… Halt, Stopp!

»Nochmal kurz zur Tanke!«

Ich merke bereits jetzt, dass ich schon zu viel getankt habe. Ich kaufe mir lieber ein Wasser. Guter Witz!

»Alkopop bitte!«

Smirnoff Ice, zwei Stück. Nur sind die nicht von Smirnoff und sind auch ohne Ice, aber dafür mit mehr Umdrehungen, also mehr Promille. Mehr Alkoholgehalt im viel zu süßen, aber immer noch zu bitteren Getränk.

Ich presse die letzten Schlucke meines »Borisovic« hinunter. Mein Magen signalisiert… Ja, was signalisiert er denn eigentlich?

Ich verspüre ein seltsames Gefühl in der Magengegend und im Rachenraum. Aufstoßen, Sodbrennen, verschwommene Sicht. Stört da was? Drück's weg! Selfieaktion mit den Best-Buddies! Der Abend nimmt seinen Lauf.

»Hey Domi! Ich habe ja gar nicht gewusst, dass du in Discos gehst!«

Vor mir steht – Miriam. Miriam ist ein typischer Seven-Verschnitt. Rotgefärbtes Haar, »undercut«, die Stiefel sogenannte Highheels. Minirock, also ein etwas breiterer Gürtel und

Netztop. Alles in allem viel zu dick aufgetragen, vor allem mit der Schminke wird niemals gespart. Noch dazu der nicht berühmte und noch weniger berüchtigte, aber dennoch in Perfektion ausgeübte Fick-mich-Blick.

Es gibt diese Art von Frau, mit der du dich stundenlang unterhältst, mit der du dich identifizieren kannst, mit der du ohne groß zu überlegen bis ans Ende der Welt läufst. Dazu gehört Miriam nicht!

Ohne sie groß zu kennen, bin ich mir sicher, dass ich nicht viel mehr sagen müsste als:

»Komm, wir gehen feiern! Ich komme zu dir, bring ordentlich was zu trinken mit!«

Und schon habe ich sie so gut wie abgeschleppt. Und das hat überhaupt nichts damit zu tun, dass ich super charmant oder gutaussehend oder gar ein Flirtgenie bin. Jeder hat seinen Preis und ihrer ist nicht gerade hoch!

»Du hast auch nicht gewusst, dass ich im Knast gewesen bin! Hätte ich es dir erzählt, wüssten es alle! Bitch.«

»Was hast du gesagt?« Dabei stochert sie verlegen mit dem Strohhalm in ihrem Longdrink herum.

»Ach, vergiss es! Das ist meine Freundin Julia!«

Julia gibt ihr die Hand. Beide lächeln, aber selbst ich kann den Funkenflug erkennen. Frauen!

»Ich wollte sowieso gerade gehen!«, sagt sie. Ich erkenne ihr Gesicht nicht. Für einen Bruchteil ist der Hobbyhure die Mimik entglitten.

Ich bestelle ein Vodkaboot, genehmige mir ein Glas!

»Wir müssen unbedingt zusammenbleiben, jeder achtet auf den anderen.« Wir bilden einen Kreis. »So jung kommen wir nicht mehr zusammen!«

Wie Footballspieler vor einem letzten Spielzug! Hände in die Mitte!

»38, 29, keine Ahnung, was ich da rede. 43, hut, hut, hut!«

Die ineinander verschmolzene Einheit unserer Hände, euphorisch hochgerissen, katapultiert nach oben!

Einmal umgedreht, alle weg!

Ich stehe in der Mitte der Tanzfläche. Eine Meute wilder Partypeople umzingelt mich.

»Du dummer Wichser!« Zack, eine rein.

»So ein Spast.«

Ich streife umher, rauche eine nach der anderen, mein Hals kratzt – egal, ich bin jung und wild. Kippe geht immer!

Mein Bauch macht ernst

Und von einer auf die andere Sekunde ist mir kotzübel.

Julia und Larry stehen an der Bushaltestelle. Nightliner.

Ich lehne volltrunken an einem Straßenschild und kotze, was das Zeug hält.

Meine Kapuze tief ins Gesicht gezogen. Julia lacht, weil ich mit diesem Abend definitiv den Partykönig-Titel abgegeben habe und nicht einfach trinken kann, nicht normal sein kann.

Das Lachen vergeht ihr spätestens beim Betreten des Nightliners.

Der Bus ist randvoll, Julia zerrt mich auf einen Viererplatz. »Bitte reiß dich zusammen!«

Wir müssen einmal komplett durch die Stadt fahren. Durch mein verschmiertes, tränendes rechtes Auge und im Schatten der Kapuze versuche ich, mir einen Überblick zu verschaffen.

Mit jedem Kotzschwall, den ich in meine Tüte presse, Gott alleine weiß, wo die herkommt, schäme ich mich mehr. Soweit ich das erkennen kann, glotzen alle desinteressiert in der Gegend herum. Ein Dauerkotzer und einige Schnapsleichen gehören wohl zum Standard einer Nightlinerfahrt am Wochenende.

Ich kann mich nicht erinnern, jemals so viel gekotzt zu haben, und es gab ja einige dieser Erlebnisse.

Nach einer Ewigkeit ist es dann soweit. Wir steigen aus. Also Julia steigt aus und schafft es, mich über mehrere Blocks bis zu unserer Wohnung zu schleppen.

Mein Bauch krampft, mir ist so unglaublich schlecht. Ich

habe keinerlei Kraft mehr, mit jedem Schritt sacke ich zusammen, krümme mich.

»Gleich haben wir es geschafft!«

»Ich liebe dich, mein Schatz, duh bis di allla allla beste«, nuschle ich vor mich hin.

Ich will nicht, dass sie mich so sieht.

Sechster Stock!

Ich liege im Flur, Julia zerrt mir die eingesauten Klamotten vom Leib.

»Komm, reiß dich zusammen, wasch dich und dann ab ins Bett!«

Ich wanke ins Badezimmer, versuche mich beim Gehen aufzurichten.

Mein Magen verkrampft sich erneut! Ein stechender Schmerz fährt durch meinen Körper, breitet sich aus. Erst gürtelförmig, dann über den Rücken bis in den Schädel.

Ich bekomme keine Luft, röchle, verliere das Gleichgewicht.

Versuche mich am Waschbecken festzuhalten, klappe aber einfach weg.

»Ich will nicht sterben!«, brülle ich, versuche mich aufzurichten, breche aber erneut zusammen. Der Schmerz ist so intensiv, macht mich handlungsunfähig. Zitternd, wimmernd und mich unentwegt krümmend liege ich auf dem Badezimmerboden.

Ich röchle, kreische, versuche irgendwas zu greifen, erbreche.

Julia schleift mich von panischer Kraft getragen aufs Bett.

Tausend Nadelstiche strömen durch meinen Körper, wieder ist die Intensität schrecklich. Ich zittere wie wahnsinnig, kann nichts mehr kontrollieren. Wann hört das endlich auf?

»Können Sie mich verstehen?!«

Ich kann hören, aber nicht antworten, denn aus meinem

Mundwinkel fließt Blut. Ich speie nach und nach alles auf die Bettdecke, wälze mich in meinem Erbrochenen.

»Jetzt ist es gleich besser!«

Der Rettungssanitäter spritzt mir irgendein Mittel.

»Ich bin drogensüchtig!«, stammle ich verzweifelt.

Mit einem Schlag sind alle Schmerzen weg, ich kann durchatmen.

Die Sanitäter stützen mich. Ich versuche mich aufzurichten, aufzutreten, klappe aber immer wieder weg. Ohne Hose und im eingesauten Shirt balancieren mich die Sanitäter in den Aufzug.

Legen mich auf die Trage im Rettungswagen. Im Augenwinkel sehe ich Julia. Sie weicht die ganz Zeit über keinen Meter von meiner Seite. Es tut mir so wahnsinnig leid, was sie durchmachen muss.

Wir fahren. Das Martinshorn ist laut. Ich liege auf dem Rücken, mein rechtes Bein zittert ununterbrochen.

Das Licht flackert, ich stammle…

»Das war es jetzt!«

Als ich wieder zu mir komme, liege ich in einem Behandlungsraum. Julia sitzt neben mir und weint.

Sie tut mir so leid!

»Ich wollte das nicht, tut mir leid!«

Ich kann meine Augen nicht offenhalten, stiere in der Gegend herum. Meine Brille ist in dem ganzen Trubel zu Bruch gegangen.

Ein Arzt betritt den Raum. Er ist schmächtig, trägt die Haare kurzgeschoren.

Ich sehe ihn kaum, erkenne nur Umrisse.

»Ich rate Ihnen dringend, hier zu bleiben. Wenn Sie diese Verzichtserklärung unterschreiben, können Sie gehen!«

Der Arzt drückt mir irgendeinen Zettel in die Hand, nimmt meine Hand, kritzelt auf dem Blatt Papier herum.

Was macht der da? Gehen lässt er mich jedenfalls nicht.

Als ich erneut zu mir komme, sind meine Arme zerstochen. Die Infusionsnadel befindet sich an meinem linken Handgelenk. Ich trage einen Krankenhauskittel, ansonsten bin ich nackt und verwirrt.

Ich bin in einer Art Nebenraum geparkt. Ich will wach bleiben, aber die Dunkelheit zieht mich ins Nichts.

Beim nächsten Erwachen steht ein Arzt vor mir.

Ich versuche mich aufrecht hinzusetzen, keine Chance.

Ich höre: »Akuter Pankreatitis-Schub« oder so etwas Ähnliches. Dann wird er deutsch und deutlich:

»Sie haben eine akute Bauchspeicheldrüsenentzündung. So etwas bekommen normalerweise nur starke Alkoholiker über 50!«

Mit 19 hatte ich schon einmal eine Bauchspeicheldrüsenentzündung, die war aber nicht annähernd so schlimm.

Ich war damals in Ägypten. Die Eiswürfel im Hotel wurden mit Leitungswasser zubereitet. Vor Ort bin ich in die Apotheke, klagte über Bauchschmerzen. Die Ägypter gaben mir Kohletabletten. »Nehmen vier pro Tag, dann schnell wieder gut!«

Hätte ich Durchfall gehabt, ja. Ich konnte richtig spüren, wie sich alles in meinem Darm verhärtete. Nachdem ich zwei Wochen nicht auf die Toilette gehen konnte, den Ausdruck »kacken« oder »scheißen« finde ich eklig, brachte eine Bauchmuskelübung das Fass zum Überlaufen. Am darauffolgenden Tag konnte ich mich nicht mehr richtig bewegen. Den gürtelförmig stechenden Schmerz hatte ich auch damals schon.

»Ich muss ihren Dickdarm untersuchen!«

Dabei streifte der behandelnde Arzt gekonnt einen Gummihandschuh über.

Es folgte, was folgen muss.

Mein Schließmuskel wird gekonnt auseinandergehebelt.

Was für ein mieses Gefühl. Ein Drehen und Fühlen und Drücken und Pressen.

Ich liege seitlich auf dem Krankenbett. Eine Schwester steht unmittelbar neben mir, begutachtet und schreibt fleißig für ihren Ausbildungsnachweis mit.

»Scheint verstopft zu sein!«

Was du nicht sagst.

Ich musste zwei Wochen im Krankenhaus bleiben, bekam allerhand Medikamente, musste zur Magenspieglung. Nach einigen Tagen schaffte ich es, eine schleimige Kotkugel zu produzieren. Das Prozedere stand mir täglich bevor, denn ich musste Proben meines Stuhlgangs sammeln. Über mehrere Tage hinweg. Dafür bekam ich aber nur eine Schablone, handlich genug, um diese Proben in meinem Nachttisch zu sammeln und aufzubewahren.

Fälschlicherweise musste ich eine Pulle Darmlavage, ein ekelhaftes Teufelsgebräu, zu mir nehmen. Nachdem ich mir einen Liter hinuntergewürgt hatte, teilte mir die Nachtschwester mit, dass ja nur eine Magenspiegelung anstehe und dies nicht nötig gewesen sei. »Hallo, geht's noch?«

Abschlussvisite beim Arzt.

»Was für Mengen an Alkohol konsumieren sie denn?«

»Mein Rekord liegt bei zweiunddreißig Vodka Energy, 0,2-Gläser inklusive Eis.«

Der Chefarzt klappte damals fast vom Stuhl.

»Keinen Alkohol mehr! Nie mehr, sonst sind Sie in ein paar Jahren ein Pflegefall!«

Zwei Monate hielt ich mich daran. Konsumierte nur Pillen, Speed und Marihuana. Habe danach wieder schonungslos gesoffen, das damals Erlebte komplett verdrängt, und die Erinnerung ist erst im Krankenhausbett wiedergekommen.

Nach drei Tagen Null-Diät werde ich entlassen. Bekomme aber weder einen Essensplan noch irgendwelche Tipps. Also weiter Null-Diät, noch eine Woche.

Mein Hausarzt nimmt mir erneut Blut ab, katastrophale Werte.

»Herr Forster, das ist ziemlich ernst. Sie dürfen nichts Gebratenes, nichts Gebackenes, nichts Frittiertes, nichts Fettiges und keine Süßigkeiten zu sich nehmen. Keinen Alkohol trinken. Schnaps kann tödlich enden. Keine zu eiweißhaltige Ernährung, nicht zu viele Kohlenhydrate. Zwieback und Tee, Suppe, Salat und mageres Fleisch. Essen Sie fünfmal über den Tag verteilt kleine Portionen. Sie werden merken, was Ihnen bekommt und was nicht. Sollte etwas sein, fahren Sie umgehend ins Krankenhaus. Kein Warten, kein ›Das wird schon wieder!‹«

Das Pankreas liegt quer im Oberbauch an der hintersten Bauchwand. Eine Drüse leitet Verdauungssekret in den Dünndarm. Bei einer akuten Pankreatitis entzündet sich das Organ und kann seine Funktionen nicht mehr ausreichend erfüllen.

Das führt zum Gewebsuntergang von Teilen der Drüse oder der gesamten Drüse. Die schwere Entzündung zieht oft weitere Organe wie Lunge, Herz, Darm oder Nieren in Mitleidenschaft und kann lebensbedrohlich sein.

Mein lieber Dominik, du hast komplett verschissen. Mit jedem einzelnen erbärmlichen Versprechen, dass du nie wieder trinken oder Drogen nehmen würdest, hattest du eine weitere Chance bekommen.

Also sag mir, warum sind diese Erlebnisse immer wieder in Vergessenheit geraten? Oder besser noch, wofür?

Eine weitere Woche ist vergangen. Ich ernähre mich nur von kleinen Stücken Weißbrot und Lachsschinken. Nicht zu viel, nicht zu oft. Mit jedem Bissen bekomme ich mehr Angst. Mache mir Vorwürfe, hättest du doch drauf verzichtet. Extreme Körperpenetration! Du hast deinen Körper über Jahre extrem geschädigt. Die letzten zwei Jahre mit Eiweißpräparaten, BCAA's und Aminosäuren. Streng riechende Energiebooster für's Fitnesstraining. Alles hast du dir gnadenlos reingepumpt.

»Gesund und fit sein!«

Alles Schwachsinn. Den Kindern in den Schulen erklärst du, dass Kräutermischungen, Jamaican Gold oder Go Banana nicht aus Kräutern, sondern aus unkalkulierbaren chemischen Erzeugnissen bestehen. Deren Wirkung gleicht der von Cannabis, ist aber extrem gefährlich, also Finger weg!

Drogendesigner sind nicht darauf bedacht, uns allen einen gesunden und legalen Trip zu bescheren…

Pitbull Hardgainer, Anabol Pumping und Psycho Hardcore Booster für die Muckies sind natürlich etwas völlig anderes, Trottel! Geschieht dir recht!

Der darauffolgende Bluttest ergibt…

»Ihre Blutwerte haben sich komplett erholt. Ich kann mir nicht erklären, wie das sein kann, aber Sie haben wohl wahnsinniges Glück gehabt. Da oben gibt es jemanden, der auf Sie aufpasst!«

Der Kinositz

Der Kinositz ist mein Feind. Der Sitz als solcher wirkt erst einmal nicht sonderlich bedrohlich, was folgt, ist das große Aber…

Ich gehe wirklich gern ins Kino. Ein perfekter Entspannungstag beinhaltet gut zu essen, Spare Ribs oder Burger mit Pommes, und sich anschließend einen Kinoknaller reinzuziehen. Zum Blockbuster darfs dann ruhig noch Jumbopopcorn und Jumbogetränk geben. Am liebsten sitze ich ganz hinten, am besten in der Mitte. Dieser Platz ist optimal, wenn nicht gar ein dreimetergroßer Dickschädel vor mir sitzt. Etwas weiter links oder rechts stellt auch kein wirkliches Problem dar. Die letzte Reihe ist einfach gut. Keiner hinter mir, habe den Rücken frei. Das senkt die Wut- und Panikschwelle.

Nun reservieren aber ab und an auch mal unsere Freunde die Kinokarten. Wie viele sind sie der Ansicht, dass die komfortabelste Variante des Kinobesuches der mittlere Platz in der Mitte des Kinosaals ist. Nicht die letzte Reihe.

Ich sitze also in der Mitte der Mitte, versuche mich zu entspannen, Kopf an die Lehne, Popcorn und Getränke so platziert, dass ich Unmengen Popcorn in mich hineinschaufeln kann, ohne mich groß zu bewegen.

Nicht alle sind pünktlich zur Werbung schon auf ihren Plätzen. Die letzten Weltenbummler pressen sich durch die Reihen.

»Entschuldigung!«

»Verzeihung!«

»Ich müsste mal kurz durch.«

»War das ihr Fuß?«

»Ich glaube, Sie sitzen auf meinem Platz!«

»Nein!«

»Sorry, mein Fehler. Wir sitzen eine Reihe weiter unten!« Ein Grinsen folgt.

»Pfeife!«, schnaube ich vor mich hin.

Licht geht aus, Werbung läuft.

Während die Herrschaften von gerade eben immer noch damit beschäftigt sind, ihre Plätze ausfindig zu machen...

»Sorry, falscher Film.«

»Falsches Kino.«

»So ein Idiot...«

»Falsche Staaadt!«

Versuche erneut, mich zu entspannen. Dabei verspüre ich ein gelegentliches Geschubse gegen meinen Stuhl.

»Cool bleiben, durchatmen.«

Ich verkrampfe mittlerweile total in meinem Stuhl. Wer sitzt denn da wohl hinter mir?

Wenn der noch einmal meinen Sessel berührt, flipp ich aus!

»Tipp.«

Drei Sekunden verstreichen...

»Scheiße, das hat zu lange gedauert. Beim nächsten Tipp gegen meine Rückenlehne pack ich ihn mir.«

Ich presse meine Augen zusammen, konzentriere mich. Versuche den nächsten Tipp zu erahnen, ihn gar nicht erst entstehen zu lassen. Mein ganzer Körper ist angespannt.

»Tipp.«

Schockstarre...

»Fuck!«, beim nächsten Mal kriegst du ihn.

»Schatz, geht es dir gut?«

»Alles easy, Standard!«, antworte ich.

Meine Anspannung befindet sich auf dem Höhepunkt. Wie

in einem Western. Die Häuser sind verbarrikadiert. Heuballen huschen durch die seelenlose Stadt, meine Finger kreisen über dem Colt, bereit, jede Sekunde zu ziehen und abzudrücken.

Meinen Gegner zu zermürben, zu zerstören. So, wie es mit mir passiert in diesem beschissenen Kinosessel.

»Schneller als sein Schatten!«, so wird man mich in Erinnerung behalten.

Meine Gedanken spielen mir das Lied vom Tod…

»Schlürf, schlürf, aah!«

Für einen winzigen Moment bin ich abgelenkt. Meine Sitznachbarin widmet sich dermaßen hingebungsvoll ihrem Getränk, dass ich meine Konzentrationsphase abbrechen muss.

»Tipp!«

»Scheiße. Dieser Schweinehund, als hätte er es geahnt!«, fluche ich, drehe mich um, bleibe aber auf halber Strecke hängen, schiele schräg hinter mich, kann nichts erkennen.

»Noch bist du ganz oben, Supermann, aber wir sehen uns auf deinem Weg nach unten wieder«, säusele ich vor mich hin.

Ich steigere erneut meine Konzentration, lange halte ich das nicht mehr durch.

Langsam aber sicher bekomme ich in Gedanken ein Bild meines Peinigers.

Bomberjacke, Glatze, wahrscheinlich Springerstiefel. Ich kann fühlen, wie er nur darauf wartet, zum finalen Schlag auszuholen. Sich mit den Händen an der Lehne abstützt, mit voller Wucht und beiden Füßen gegen meine Lehne springt…

Ohne Rücksicht auf Verluste!

»Nicht mit mir, Freund!«

Ich drehe mich um, fixiere meinen Blick.

»Wenn du noch einmal gegen diesen scheiß Stuhl tippst!«

Mein Anliegen kraftvoll präsentiert, Spuckefäden wirbeln durch die Luft, gekonntes und vor dem Spiegel einstudiertes

Wild-mit-der-Hand-Fuchteln untermauern meine Entschlossenheit.

Was für eine Ansage, selbst den Trottel mit den falschen Kinositzplätzen müsste es in die Knie gezwungen haben.

Die Frau hinter mir wirkt groß und breit, trägt ihre Haare zu einem Dutt geflochten, glotzt mich durch ihre an einer Schnur befestigten Brille verwundert an, beugt sich nach vorn.

»Bitte was?«

Ich antworte nicht, muss nachdenken.

»Bitte nicht andauernd gegen meinen Stuhl tippen.«

»Entschuldigen Sie vielmals, das war überhaupt nicht meine Absicht, wissen Sie, die Sitzplätze sind nur so eng und unbequem!«

Ich füge noch ein »Entschuldigung« hinzu und drehe mich um.

Abspann...

»Dominik, wie hat dir der Film gefallen?«

»Ich fand ihn sehr interessant, danke der Nachfrage!«

Ruhe in Frieden

»Papa liegt mit einer Herzklappenentzündung im Krankenhaus! Wir sollten uns darauf einstellen, dass es jetzt nicht mehr lange dauert.«

Mai 2015. Wieder einmal trifft mich mein Vater voll in die Fresse. Verabschiedet habe ich mich schon vor langer Zeit von ihm. Vor einem Jahr lag er schon einmal im Krankenhaus, mit Wasserablagerung im Bauch und in den Füßen. Er konnte sich kaum mehr bewegen. Wie eines dieser Afrikaner-Kinder hat er ausgesehen. Dürr und abgemagert. Diagnose Leberzirrhose.

»Lange wird er nicht mehr haben.«

Wie oft habe ich mich innerlich schon auf seinen Tod eingestellt, und wie oft hat er es geschafft, dem dann doch wieder von der Schippe zu springen.

»Ich trink nur noch Limo. Siehst du, ich habe es ganz alleine geschafft, nüchtern zu werden.«

Seine Worte trafen mich damals und treffen mich heute. Auch wenn ich versuche, nicht hinzuhören.

Ich bin zu ihm ins Krankenhaus gefahren, habe ihm ein Foto von uns auf den Nachttisch gestellt. Selbst im Schlaf hat er diesen miesen verbitterten und verhassten Blick. Ich sollte ihn sterben lassen, keinen Kontakt mehr zu ihm suchen. Hart bleiben, er ist selber schuld.

Wenn ich dann höre, dass es diesmal endgültig so weit sein soll, kann ich nicht anders, als zu ihm zu rennen.

So also auch dieses Mal. Er hat eine weitere Chance bekommen und diese erneut im Alkohol ertränkt.

Seine Leber ist zäh, aber wie sieht es mit seinem Herzen aus?

Als die Nachricht aus dem Krankenhaus einschlägt, bin ich bin gerade bei Norbert: Brainstorming bei meinem Bergführer! Eine Mischung aus Vergangenheits- und Gegenwartsbewältigung, Zukunftsvisionen ordnen. Alles, was ich mir in meinem Kopf so zusammen spinne, bekommt erst durch ihn den Feinschliff.

Sein Kommentar zu Papa:

»Und da bist du noch hier?«

»Ja, ich wollte ihn zusammen mit Julia am Wochenende besuchen!«

»Da kann es schon zu spät sein.«

Ich mache mich sofort auf den Weg ins Krankenhaus. Ich habe das ungute Gefühl, dass ich zu spät komme und er in den nächsten Minuten sterben wird. Ich würde es mir nie verzeihen, wenn ich jetzt nicht rechtzeitig Abschied nehme.

Ich fahre dann doch noch zu Hause vorbei. Ich muss Julia mitnehmen, alleine packe ich das nicht. Ich klingle wie wild. Eine Freundin von ihr ist gerade zu Besuch.

»Ich muss jetzt sofort zum Papa ins Krankenhaus!«

Kurz darauf hetzen wir beide in Richtung Klinikum. In meinem Gehirn schwirren die Gedanken. Mein Kopf glüht, als hätte ich Fieber.

»Ich würde gerne zu Herrn Forster. Auf welcher Station liegt er, bitte?«

Wir rennen in Richtung Herzkrankenstation. Diese befindet sich ganz hinten im Gebäude. Mir kommt es so vor, als wäre sein Schicksal schon besiegelt. Wie oft habe ich meine Mama bereits in solchen Endstationen aufgesucht? Und jetzt erneut mein Vater. Als würden sich die beiden einen erbitterten Wettkampf liefern.

Da vorne ist sein Zimmer, Endspurt.

Dann stehe ich direkt vor seiner Tür. Mein Herz klopft wie wild, mein Kopf ist knallrot, mein Puls vibriert mit dumpfen Schlägen. Ich atme ein paar Mal tief durch, komme einfach nicht zur Ruhe. Ich will die Türklinke hinunterdrücken, schaffe es aber nicht.

Ein letzter Blick zu Julia.

Sie nickt. Es ist, als könnte sie mir alle Last nehmen.

Dann schaffe ich es, drücke die Klinke nach unten und trete durch die Tür. Sofort schießen mir Tränen in die Augen.

Ich versuche meine Schluchzer hinunterzuschlucken. Presse meine Hand gegen meinen Mund. Meine Sicht verschwimmt, Tränen strömen im Überfluss.

Es stinkt wahnsinnig, ich muss etwas sehen, wische mir meine Tränen aus den Augen, aus dem Gesicht.

Mein Papa, dieser einst so starke und Ehrfurcht gebietende Mann liegt nackt auf seinem Krankenbett, Bettgitter hochgefahren. Von ihm ist nicht viel mehr übrig als ein kleines, zusammengekauertes Wrack. Ich bin schockiert, fassungslos, sein körperlicher Zustand ist eine Katastrophe. Einst Arme wie Popeye! Muskulatur ist nicht mehr vorhanden. Hautlappen hängen von seinen Knochen, die Haare kurz geschoren, rasiert von den Ärzten.

Blutkruste hängt an seinem Kinn, das aufgeschlagen ist, die Brille fehlt.

Sein Körper übersäht mit gelblich blauen Flecken, ergänzt durch eine fiese Platzwunde am Kopf.

Ab und an blickt er zu mir auf. Sein linkes Augenlid zugeschwollen. Ob er mich erkennt? Er versucht sich an der Bettkante hochzuziehen, klappt jedoch einfach wieder weg.

Er ist weder in der Lage, etwas zu trinken, noch allein auf die Toilette zu gehen. Der am Bett befestigte Urinbeutel symbolisiert, wie zerstört er ist.

Ich will etwas sagen, weiß aber nicht was, laufe um sein Bett herum. Tränen tropfen, Gefühle überschlagen sich, erneut und niemals endend.

»Papa, ich bin hier! Ich bin dir nicht mehr böse!«

Mit letzter Kraft richtet er sich auf, starrt mich durch seine verkümmerten Sehschlitze an. Seine Augen, zumindest das, was man davon erkennen kann, funkeln und blitzen.

Wie der grüne Kobold aus Spiderman glotzt er mich an, verdutzt und planlos – aber irgendwie auch glücklich.

In einem Horrorfilm habe ich gesehen, dass die Seele den Körper durch die Augen verlässt. Quält man seine Opfer über Monate, zieht ihnen die Haut ab und verstümmelt sie, haben diese kurz vor dem Abtreten einen vollkommen erlösten Blick…

Ich umarme ihn.

»Papa, es tut mir so leid, ich versuche jetzt, Menschen zu helfen, ich gehe an Schulen!«

Sein Leib ist so schmal und dürr, dass ich mich davor fürchte, ihn zu berühren. Er stinkt, als würde er bereits verwesen.

Ich stammle vor mich hin, weine, schluchze, alles zur selben Zeit.

Mit letzter Kraft hebt er seine zitternde, zerstochene Hand, legt sie auf meinen Kopf.

Ich blicke ihm tief in die Augen, fühle mich schlecht, fühle mich elend, will rennen, vergessen, schreien, weinen…

»Domi, bist du es?«, flüstert er mit heiserem Atem. Ich verstehe ihn kaum, so geschwächt ist er.

»Kann es wirklich sein, dass du es bist?«

Meine Sicht verschwimmt erneut, Tränen pressen sich

durch verschlossene Augen, tropfen auf meine Kleidung, nässen das Bett.

»Ja, ich bin es! Ich bin da«, schluchze ich.

»Ich bin so froh, dass du gekommen bist. Ich habe gedacht, du hast mich nicht mehr lieb!« Er hustet und röchelt, ich tue dasselbe.

»Es tut mir so leid, alles, was ich getan habe.«

Dann schließt er seine Augen, sackt in meinen Armen zusammen.

»Papa?«

Eine Zeit lang ist es still, totenstill.

Dann richtet er sich erneut auf.

»Ich dachte schon…!« Ich atme durch.

»Hilf mir, hier rauszukommen!«

Erneut versucht er vergeblich, den Verschluss der Bettgitter zu öffnen.

Plötzlich betreten zwei Schwestern den Raum.

»So, Herr Forster…«

Die stämmige Schwester packt ihn an den Armen, wirbelt ihn sanft umher, parkt ihn quasi in der Luft.

Papa schreit wie am Spieß! Kraftvoll: »Aua, was soll das! Sie tun mir weh!«

Die andere schüttelt das Kopfkissen auf.

Wie ein Stofftier platziert die Schwester meinen Vater auf dem Bett, schüttelt die Decke auf, wuchtet ihn zurück in die Horizontale und deckt ihn zu.

»Scheiße, was soll das?! Noch einmal und ich haue dir meinen Fuß in die Fresse!«, brüllt er voller Hass, genauso wie ich ihn kenne und verachte.

Was geht denn jetzt wieder ab! Meine Empfindungen würfeln durcheinander, das kann doch nicht sein?

Er brüllt wie am Spieß.

Zusammen mit den Schwestern verlasse ich den Raum.

Die Tür fällt ins Schloss, dann ist es still.

»Wir müssen ihn des Öfteren fixieren. Er tritt nach den Schwestern, spuckt sie an.«

Die Schwestern sind sichtlich erschöpft, wirken traurigerweise dennoch überaus routiniert.

Berlin, Berlin

Eine Schweißperle rinnt mir über die Stirn, wieder dieses Gefühl.

Klimpern, ein Schlüssel fährt ins Schloss. Ein kurzer Ruck und die Zimmertür steht offen.

Ich bin sofort hellwach, schrecke auf, versuche leise zu sein. Sekunden zuvor lag ich nur in Boxershorts bekleidet auf einer durchgelegenen Matratze. Der durchgeschwitzte, feuchte Bettbezug klebte an meiner Haut. Mit jeder Bewegung entwich dem Bettkasten ein Knarzen. Ganz vorsichtig steige ich aus dem Bett, stelle mich aufrecht. Vorsichtig schiebe ich mich, mit dem Rücken zur Wand, an der Tapete entlang. Mein Herz klopft, mein Puls vibriert. In meiner Brust wütet es, dieses dreckige, beklemmende und unerträgliche Gefühl durchdringt mich. Ich greife nach einer Tasse auf meinem Nachttisch. In der Spiegelung des Wasserkochers versuche ich zu erkennen, wer da auf der Matte steht, vergeblich. An meine Brille komme ich nicht ran, die liegt einen Meter entfernt auf dem Schreibtisch, unmöglich, sie unbemerkt zu erreichen.

»Wer sind Sie und was machen Sie hier?«, flüstert eine tiefe Stimme arabischen Akzents.

»Das frage ich dich, Spaßvogel. Was willst du von mir?«

Stille.

Der Unbekannte betritt den Raum.

Mit jedem seiner Schritte auf mich zu wächst das Gepolter in meiner Brust. Meine Rechte umklammert die Tasse noch fester. Mein Mittelfinger, umgeben vom Tassenhenkel, fixiert durch Zeige- und Ringfinger, schafft die perfekte Handhabung, um meinem Kontrahenten mit einem einzigen Schlag den Schädel zu zertrümmern.

»Pah!«

Ich hole aus, bin fest entschlossen.

»Da musst du dir schon was Besseres einfallen lassen!«, brülle ich.

»Halt, Stopp! Ich bin es, der Hausmeister«, stammelt er, hält sich schützend die Hände vors Gesicht.

Meine Entschlossenheit kann ich gerade so noch abbremsen. Um Haaresbreite hätte ich dem Hausmeister volles Rohr eine vor den Latz geknallt.

»Scheiße Mann, du schon wieder! Langsam gehst du mir richtig auf die Nerven.«

»Ich gehe dir auf die Nerven? Geht's noch? Ich habe dir gesagt, ich komme morgen wieder. Du bist hier illegal in dieser Wohnung!«

So viel zur nicht glamourösen, aber sicheren Unterbringung, wenn man als mittelloser Autor eines Kleinverlags angereist ist, um sein frisch gedrucktes erstes Buch in Berlin vorzustellen.

Einer aus dem Verlegertrio und seine Freundin haben mich herzlich aufgenommen. Sie wohnen zu zweit in einem Ein-Zimmer-Apartment ihres Studentenwohnheims. Das Verlagsbüro befindet sich im Erdgeschoss. Ich bin ehrlich gesagt etwas geschockt, denn das Wohnheim ist schon ziemlich schäbig.

»Bestimmt ein unbeschreibliches Gefühl, sein eigenes Werk in Händen zu halten, oder?«

Das hatte ich auch gedacht. Aber ich war enttäuscht. Das Cover und die Gestaltung des Buches entsprachen nicht meinem Geschmack. Aber was zählte, ist die Substanz des Textes. Und daran muss ich nicht zweifeln.

Also Showtime!

»Hallo Berlin«, sage ich, dann nehme ich füßebaumelnd auf dem Tisch Platz. Vorsichtig nippe ich an meinem Glas Wasser. Zum ersten Mal präsentiere ich meinen einstudierten und mit jeder Silbe verinnerlichten Text einem fremden Publikum.

»Ich starre auf das serienmäßige Navy in unserem schwarzen VW-Touareg...«

Meine Lippen sind rissig, mein Mund wird staubtrocken. Lautes Vorlesen habe ich zu Hause geübt. Vor Publikum ist das allerdings noch einmal etwas ganz anderes, erfordert volle Konzentration. Nach fünf Minuten bin ich drin und fühle, was ich sage.

Mit vollem Körpereinsatz. Leib und Seele geben Erlebtes wieder.

Meine Lesung ist in sechs Abschnitte unterteilt, die restlichen Stationen meines Daseins erläutere ich in freiem Vortrag.

Siebzig Menschen unterschiedlichster Art lauschen meinen Worten. Ich fixiere jeden einzelnen, habe die Antennen für Reaktionen des Publikums voll ausgefahren.

Alles läuft wie von Geisterhand. Am Ende Applaus.

Die Erstlesung von ›crystal.klar‹ im Therapiezentrum Berlin ist ein voller Erfolg. Ich sitze weg von zu Hause vor einem fremden Publikum und bin ihm doch verbunden durch dieselben oder durch ähnliche Probleme.

Aus der Mittelreihe meldet sich ein glatzköpfiger Mann zu Wort.

»Bei mir ist das genauso gewesen. Ich habe mich bei wahnsinnig vielen Stellen deines Weges wiedererkannt, konnte mich identifizieren und muss dir sagen…«

Ein allgemeines Kopfnicken begleitet wie eine Laolawelle seinen Kommentar. Daraus entwickelt sich eine Diskussion, ein Gespräch, eine Beichte, ein Bekenntnis. Ein Urteil gibt es nicht. Mein Ziel ist es nicht, zu bewerten oder Noten zu verteilen. Ich will warnen und aufklären. Will erreichen, dass wir anfangen miteinander zu reden. Meine Geschichte ist Mission, meine Mission!

Heimspiel

»Neuautoren lesen meist vor zehn bis fünfzehn Personen! Mehr kannst du nicht erwarten und das ist auch völlig in Ordnung. Du hast den Rahmen eh schon gesprengt. In Berlin waren siebzig Leute am Start! Mehr geht nicht.« – Sagt mein Verleger.

Heute aber, am 2. Oktober 2015, lese ich im Theater Pfütze. 220 Personen passen da rein. Ich habe ein Heimspiel, bin in Nürnberg. Meine Buch-Premiere dort, wo ich zuhause bin! Was habe ich diesem Abend entgegengefiebert.

»Zur Not könnte man die Lesung über einen Beamer an die Außenwand projizieren.« Sagt Michael Ziegler.

Das hört sich schon eher nach meinem Geschmack an. Nach den Sternen greifen! Sicherlich hat Michael das nicht ganz ernst gemeint, doch genau das wollte ich hören. Michael ist ein sehr engagierter Nürnberger Stadtrat und mittlerweile ein guter Freund. Ich kenne ihn seit Jahren. Zusammen mit meinem Vater hat er mehrere gemeinnützige Projekte verwirklicht. Sieht man ihn heute, glaubt das keiner, aber Papa hatte immer viele Ideen und einen starken Willen, hat sich nicht gleich aus dem Konzept bringen lassen, konnte Menschen mobilisieren.

»Wenn das eine nicht funktioniert, machen wir eben was anderes und kombinieren anschließend beides miteinander.«

Ändere deinen Plan, aber niemals dein Ziel.

Mein Papa, bekennender Elektroautofreak, hat das erste Elektro-Trial-Motorrad weltweit entwickelt. Um unsere Modelle an den Mann zu bringen, sind wir durch ganz Europa gefahren. Leider ohne Erfolg.

»Die Elektrovariante widerspricht unserer Remdemdem-Philosophie.«

Nein, ich meine nicht Motorcross. Trialfahren ist eine Art Geschicklichkeits-Motorradfahren. Die Kunst besteht darin, so langsam wie möglich einen Parcours zu bewältigen und den Motor im richtigen Moment so hochzudrehen, dass man beispielsweise über ein Auto oder einen Monstertruckreifen springt. Papa war begeisterter Trialfahrer. Als kleines Kind habe ich mich immer mit an den Lenker gekrallt. Das Trial-Moped hat keinen Sitz, weil man überwiegend im Stehen fährt. Die »Foschters Buam« waren ein Team, Vater und Sohn, durch nichts und niemanden zu trennen …

… und genau bis zu diesem Moment des Aufschreibens hatte ich die Erinnerung komplett verdrängt. Jetzt wird mir wieder einmal bewusst, wie sehr ich ihn vermisse.

Zurück ins Theater Pfütze. Michael Ziegler hat über die Karl-Bröger-Gesellschaft in Nürnberg eine Finanzierung in Form von einer Theatermiete und Werbung auf die Beine gestellt.

»Super wäre es doch, wenn ein Schauspieler einige Seiten aus ›crystal.klar‹ lesen würde!«

Mit David Schirmer habe ich vor der Lesung nur ein einziges Mal gesprochen. Ich hatte ein gutes Gefühl bei ihm. Doch als er eine Stunde vor Einlass dann in Form von Stimmbandübungen vor sich hin krächzte, verließ ich wortlos den Raum. »Was für ein Spinner.«

Zwanzig Minuten vor Beginn sind gerade einmal zehn, zwölf Leute da.

»Ernsthaft? Wieso kommt denn keiner?!«

Fünf Minuten vor Beginn aber marschieren dann alle ein. Das Theater muss kurze Zeit später geschlossen, einige müssen nach Hause geschickt werden, Sicherheitsbestimmungen.

Als Michael und mein Verleger mit der Einführung in den Abend beginnen, bin ich so aufgeregt, dass mehrere kurzeitig aufeinanderfolgende Gänsehautschübe durch meinen Körper schießen. Was für ein Gefühl.

Hunderte ehrenamtlicher Vorträge in Schulklassen waren mein Training – Tenshinhan aus »Dragonball Z« fällt mir ein:

Nun ernte ich die Früchte meines harten Trainings.

Es gibt kein intensiveres Glücksgefühl als das Crystal-High? Doch gibt es, und ich habe es selber hervorgerufen!

Und der Spinner? Ich habe nie jemanden kraftvoller und leidenschaftlicher lesen hören als diesen Schauspieler.

Seitdem lebe ich komplett clean. Keine Drogen, keine Zigaretten, kein Alkohol, kein Iron-Pumping Shit, keine Bodybuilding-Diät, kein Quark mit fünf Eiern und Wasser, keine Hafermehl-Orgien, nichts. Fastfood schon, aber auch das habe ich nach diversen nächtlichen Kentucky-Fried-Chicken-Sessions sein lassen.

Für meine Arbeit an Schulen ist das nicht zwingend notwendig, aber eine cleane Lebensführung tut nicht nur Leib und Seele gut, sie erhöht auch die Glaubwürdigkeit. Wenn ich die Prominentenszene betrachte, leben alle diesen falschen Livestyle, dem man etwas entgegenstellen muss. Dreimal Entzugsklinik und einmal Dschungelcamp – und schon bist du ein Promi.

Betrunken sein, in den Nachrichten geiern, mit der Karre ohne Lappen und besoffen durch die Stadt heizen und anschließend die aktuelle Biographie anpreisen. Ihr lebt es vor und unsere Kinder machen das nach.

Ich hätte gerne diesen Einfluss wie manch einer von euch! Tausende Kids nehmen euch als Vorbilder.

Wenn Rosarot seine Farbe verliert

Jeder Streit mit Julia fühlt sich an wie ein Stich ins Herz. Das Thema ist dabei überhaupt nicht der Punkt. Wir sind nicht immer einer Meinung, aber genau das schätze und liebe ich an ihr. Sie sagt mir nicht das, was ich hören will! Sie konfrontiert mich mit all dem, was ich versuche unter den Teppich zu kehren, ehrlich und direkt: verbal in die Fresse! Ich ärgere mich, weil ich weiß, dass sie oft recht hat. Sie sagt: »Ich habe immer recht!« Doch obwohl sie oftmals die richtigen Ansätze hat, kann sie unmöglich immer rechthaben. Das kann niemand. Und im Gegensatz zu mir sieht sie ihre Fehler nicht ein. »Sie macht keine Fehler!«

Seit 2 Jahren, 11 Monaten und 16 Tagen sind wir ein Paar. Und können beim Streiten immer noch nicht sachlich bleiben. Unser Gefecht geht definitiv unter die Gürtellinie.

»Du behindertes Scheißkind!«, »Du Drogenopfer«, »Fotze« oder »Du Schwänze fressendes Monster« – das war das Niveau von Seven und meinem früheren Ich.

Julia und ich verwenden nicht solche Worte, aber wir schaukeln uns gegenseitig so hoch, dass wir Dinge sagen, die uns mehr verletzen und die stärker und ekelhafter intensiver nachklingen.

Wenn sie, und ich will mich da gar nicht besser darstellen, in Rage kommt, erkenne ich sie nicht mehr. Es ist, als könnte sie auf Knopfdruck jemand völlig anderes sein. Jemand Bösartiges, der mich aus tiefster Seele hasst.

Ich packe ihren Rucksack und werfe ihn mit aller Kraft gegen die Wand!

»Bist du behindert oder was?«

»Halt deine verdammte Fresse!«

In der Vergangenheit habe ich das gesagt, um zu verletzen, um einzuschüchtern und um zu zeigen, wer der Stärkere ist. Jetzt will ich einfach, dass Ruhe einkehrt!

Dieses elende, dreckige, schmutzige Gefühl macht mich wahnsinnig. Ich kann mich nicht konzentrieren, bekomme nichts auf die Reihe, kann nicht schreiben, kann nicht handeln. Mein Kopf ist blockiert und mein Körper will nicht so, wie ich es will. Meine rechte Schulter schmerzt ... schmerzt andauernd, genau wie mein Herz.

Ich stelle mir ein Leben ohne sie vor. Mit jedem Streit gehe ich einen Schritt weiter. In meiner Vorstellung kann ich mir für einen winzigen Moment die Welt ohne sie ...

Ohne sie? Hast du dir das gut überlegt?

Natürlich habe ich mir überhaupt nichts überlegt. Ich bin einfach nur verletzt!

Ich versuche nur, irgendwie damit klar zu kommen, versuche zu verstehen.

Versuche, diese Zeit zu überstehen. Es kommt mir so verdammt lange vor. Es kommt mir so verdammt dumm vor. Wir streiten nur. Meistens dauert es einige Tage, bis wir uns wieder vertragen, aber bis dahin ist es unerträglich.

Es ist mir weniger schwer gefallen, mich damit abzufinden, im Jugendknast zu schmoren und täglich Gewalt physischer und psychischer Natur zu ertragen, als den Menschen zu hassen, der mir den Grund zum Leben gibt.

Julia trägt mein Herz in ihren Händen. Kann damit machen, was sie möchte. Vielleicht wird sie irgendwann in der Zukunft spüren, wie sehr mich jede ihrer Verwandlungen während eines Streits in Angst und Not versetzt und wie wenig ich dagegen tun kann. Um das zu spüren, braucht Julia doch nur ihre Hand langsam zu einer Faust schließen, in der sich mein Herz befindet.

Der Regenbogen

Ich werde oft um Hilfe gefragt. Nach jedem Vortrag, nach jeder Lesung, über Facebook oder per Mail. Ich bekomme viele Nachrichten, soll meinen Rat geben.

»Meine beste Freundin nimmt Drogen. Wir haben zur selben Zeit angefangen und am Anfang war es auch lustig gewesen. Jetzt redet sie nur noch davon. Ich möchte sie nicht verlieren. Was kann ich tun?«

Leider gibt es auf diese eine Frage, die so verflucht oft gestellt wird, keine goldene Antwort. Es führen tausend Wege in die Sucht, genauso viele führen auch wieder hinaus.

Okay, das war jetzt eine Nullachtfünfzehn-Antwort. Damit ist nichts anzufangen, ich weiß, aber mit dieser Einsicht muss man beginnen. Sonst landet man beim üblichen Gezeter:

»Hör auf mit dem Scheiß!«

»Du zerstörst dich selber!«

»Du hast das nicht unter Kontrolle!«

»Du brauchst Hilfe!«

»Was habe ich nur falsch gemacht?!«

Dabei das verlauste, verzogene Gör am Hals gepackt und so oft geschüttelt, bis diese dreckige Seele aus meinem Kind verschwunden ist.

Eine Illusion, dass das funktioniert.

Das wird so nichts. Warum? Weil das so ist!

Auch wenn ich jedem Menschen auf der Welt die Fähigkeit wünschen würde, eine Sucht auszutreiben, es geht nicht.

Auch nicht mit gut Zureden oder geduldig sein.

Einen Drogensüchtigen zu verstehen ist unmöglich, jedoch kann ich als Betroffener die Strukturen erkennen, ich kann lernen und somit eröffnen sich neue Wege.

Ich beschreibe die Sucht als Regenbogen!

Das Regebogenprinzip ist vielseitig anwendbar. Nicht nur der komplette Suchtverlauf gleicht einem Regenbogen, sondern jeder einzelne Konsum, jeder einzelne Rausch.

Ich konsumiere eine Substanz, beispielsweise Speed.

Es dauert einige Minuten, bis die Wirkung eintritt, ein leichtes Glücksgefühl durchströmt meinen Körper, das wird immer intensiver. Ich lege nach.

»Korrekt, noch 'ne Linie!«

Das geht dann immer so weiter, die Gruppe derer, die mitmachen, verläuft sich sicherlich auch, weil alle in ihrem Film sind. Planbar ist wenig, aber früher oder später kommt der Punkt…

»Startklar! Los geht's!«

Jetzt gibt es kein Halten mehr. Körper und Geist sind auf Erlebnismodus eingestellt. Das einzige, was zählt, ist Party. Die einzigen Wörter, die jetzt wahrgenommen werden, sind jene, die den Erlebnismodus unterstützen. Beispielsweise »3 Euro Eintritt«, »Geile Bitches am Start!«, »Sven Väth, in Fachkreisen ein DJ Gott, legt auf!«

Kommt irgendetwas dazwischen wie »Ich kann meinen Gürtel nicht finden!«, ist das der Grund zu explodieren, und mit explodieren meine ich: Haareraufend und wild schnaubend auf und ab zu stampfen, um anschließend wutentbrannt so lange auf irgendwelche Gegenstände einzuschlagen, zu schreien und nicht mehr klar zu kommen, bis…

…bis mir entweder die Luft ausgeht, was auf chemischen Drogen eher schwierig ist, oder der Auslöser behoben, in diesem Fall der Gürtel gefunden ist.

Der Gürtel steht nur stellvertretend für Widerstände, sprich für all das, was den Abhängigen daran hindert, Spaß zu haben. Wenn schon der nicht auffindbare Gürtel solche Aggressionsschübe hervorruft, ist ebenfalls klar, welche Wirkung eine besorgte Mutter im Unterhemd hat, noch dazu eine mit Lockenwicklern im Haar…

Ich weiß natürlich, wie unglaublich schwer das für Angehörige ist, welcher Emotionswirbelsturm in der Brust eines besorgten Elternteils wütet, aber während des aufsteigenden Regenbogens hat Eingreifen keinen Sinn. Ob Mahnen oder Bitten, ob Schimpfen oder Weinen: ziemlich aussichtslos in dieser ersten Phase.

Doch alles, was nach oben fliegt, kommt früher oder später auch wieder runter. Wie eine Rakete, die aufsteigt und am höchsten Punkt zerplatzt.

Egal, wie viel Drogen eingeklinkt sind, und egal, welche Rekordwachzeiten, meines Wissens nach zwanzig Tage, aufgestellt von einem jungen Mädchen, jemand schafft – irgendwann landet man wieder auf der Erde. Egal ob Tekker, Druffi oder Psychonaut. Das RUNTERKOMMEN ist eine miese Angelegenheit.

Das Grundgefühl kann man mit dem eines Jetlags vergleichen, verstärkt um das Gefühl einer ziemlich heftigen Grippe, mit Gliederschmerzen, Bauchkrämpfen und einem Kater nach einer Flasche Vodka.

Gekrönt wird das Ganze durch heftige Depressionen. Ein ausgiebiges Bad in Selbstmitleid.

»Fast ertrunken in ’nem See voller Scheiße.« (Sido) So fühlt man sich auf dem absteigenden Regenbogen.

Selbst wenn es nur für die Zeit des Hinunterkommens ist: Jeder Drogensüchtige weiß, dass es nicht gut ist, was er tut.

»Bitte mach, dass diese Schmerzen aufhören!«

Ein Versprechen, sich zu bessern, ergibt das andere und das geht so lange, bis der Konsument wieder so fit ist, dass alles von vorne beginnt. Der Tiefpunkt ist die perfekte Gelegenheit, um unsere Botschaft an den Mann zu bringen.

Ich sehe meine Mutter vor mir, wie sie Sonntagabends in meinem Zimmer steht. Mit Kippe in der einen Hand und Putzlappen in der anderen...

Ich liege seit einigen Stunden regungslos im Bademantel auf meinem Bett. Aufgequollenes Gesicht und Waschlappen auf der Stirn.

Vorwurfsvoll und gleichzeitig besorgt posaunt sie mit zitternder Stimme:

»Hör auf mit dem Scheiß!«

»Du zerstörst dich selber!«

»Du hast das nicht unter Kontrolle!«

»Du brauchst Hilfe!«

»Was habe ich nur falsch gemacht?!«

Mama hat recht, genau in diesem Moment ist mir das zu hundert Prozent bewusst, aber eine Predigt will ich nicht hören. Konsequenz daraus – ich blocke ab. Am Ende meiner Rebellion der Mama rechtgeben, geht's noch?!

»Du hast mir gar nichts zu sagen!«

Chance verpasst! Chaos! Nicht das, was wir erreichen wollen.

Gehen wir also einen Schritt zurück.

Unser Patient muss selbst, Achtung Wortspiel, »drauf« kommen...

Wir müssen Erinnerungen ankurbeln, z.B. durch geschickt platzierte Kinderfotos, Kuscheltiere, Basteleien aus dem Kindergarten, ein Fußballtrikot, das mit dem Kindheitstraum verknüpft ist, Fußballprofi zu werden. Gewiss nicht falsch wäre auch der Blick in einen autobiographischen Roman, der genau diese Thematik durchlebt. ›Crystal.klar‹, heißt der, glaube ich...

Mir hat tatsächlich ein junger Mann geschrieben und mitgeteilt, dass ihm sein Vater zum Geburtstag ›crystal.klar‹ geschenkt hat.

»Schenkt der Alte mir jetzt so ein Drogenopferbuch! Denkt der, ich nehme Drogen oder was soll die Scheiße! Das werde ich nie lesen.« Buch wird gekonnt in die Ecke gefeuert oder unter das wackelnde Tischbein geklemmt.

In einem der zwangsläufig erfolgten Regenbögen-Abstiege griff er dann doch zum Buch.

»Vielleicht taugt es ja doch was!« Oder, und diese Reaktion ist wesentlich wahrscheinlicher: »Kommt nichts Gescheites in der Glotze, lese ich mal rein.«

Seite 30: »Hmm.«

Seite 103: »Das gibt es doch nicht!«

Seite 190: »Das kenne ich nur zu gut.«

Seite 238: »Krass.«

Seite 335: »Das erste Buch, das ich wirklich bewusst gelesen habe.«

Dieser Mensch hat sein Leben nicht komplett geändert, soll er auch nicht. Ein Buch ist kein Wunderheilmittel. Aber es hilft, sich zu überlegen, was man tut.

Eltern, die ›crystal.klar‹ lesen, sollen auf ihre Kinder zugehen:

»Ist das bei dir genauso?«

Wir dürfen keine Angst davor haben, miteinander zu reden, uns mitzuteilen.

Lehrer sollen verstehen, dass jene, die den Unterricht stören und die meiste Aufmerksamkeit bekommen, wahrscheinlich kein Problem mit Drogen bekommen werden. Um die Stillen, die Aufmerksamen, die immer ihre Hausaufgaben dabei haben – um die müssen wir uns wirklich Gedanken machen.

Eltern müssen verstehen, dass eine Schulnote nicht bestimmt, ob ich ein »gutes« oder ein »schlechtes« Kind zu Hause habe.

»Schatz, was zahlen wir bei einer Zwei minus?«

Wir müssen wissen, dass Drogen, und es ist völlig egal welche, erstmal richtig geil sind. Erst wenn wir das verstehen und bewusst vermitteln, können wir etwas erreichen.

Meiner Meinung nach gehört es zum Erwachsenwerden dazu, sternhagelvoll in den Armen der Besten abzuhängen.

»Mama, Papa, ich muss da heute mit dabei sein!«

Wir müssen wissen, dass es nicht die »schlimmste Droge« der Welt gibt. Es gibt für jeden Menschen die perfekte Droge.

Wenn wir es schaffen, uns mitzuteilen und als Team zu fungieren und herausfinden, warum ein Mensch süchtig wird, ist es völlig egal, ob eine Droge legal oder illegal ist, woher sie kommt, ob die Medikamente, die ich in mich hineinpresse, vom Arzt verordnet sind, oder ob der Alkohol im Sonderangebot gewesen ist.

Krokodil, Desomorphin, ist eine fatale Droge, der Konsument verfault bei lebendigem Leibe. Horrorbilder schrecken ab. Klar, keiner will das! Die größere Gefahr der Abhängigkeit besteht allerdings beim allgegenwärtigen Alkohol.

Vater ist Vater

Telefon klingelt, unbekannter Teilnehmer.

»Forster, hallo?«

»Hallo Dominik, hier ist dein Papa!«

Ich will auflegen, kann es aber nicht.

Ein kleiner Satz, und ich bin völlig aus dem Konzept, höre gespannt zu.

»Ich bin jetzt in Bauernheim, das ist die Endstation für Alkoholiker.«

Seine Stimme klingt sanft, gebrochen, wirkt unsicher.

»Mir geht es gut, ich bin jetzt seit vier Monaten auf Station. Mir gefällt es hier überhaupt nicht, aber meine Betreuerin, die blöde Sau, hat mich hier ohne mein Einverständnis…«

Typisch Papa, jetzt kommen wieder haufenweise Vorwürfe, dass er zu Unrecht dort ist und alle gegen ihn sind.

Die darauffolgenden Sätze bestätigen meinen Verdacht.

Während ich überlege, was ich jetzt tun soll, schwatzt er weiter. Er redet und redet. Ich warte auf eine Sprechpause, um ihm mitzuteilen, dass ich keinen Kontakt haben möchte, weil mich das jedes Mal auf neue total durcheinanderwürfelt.

Dann ist er still. Jetzt. Tief Luft holen… mein Herz sticht, Gedanken kreisen. Er ist ein trauriger, alter, kranker Mann, der alles verloren hat.

»Papa, hör mir zu. Es tut mir leid, aber…«

»Das einzige, was mich davon abhält mich umzubringen, bist du und dein Bruder, meine Kinder.«

Der restliche Teil meiner Entschlossenheit bleibt mir im Halse stecken, ich huste.

»Es tut mir sehr, sehr leid, was ich euch in den letzten Jahren angetan habe. Ich erinnere mich nicht mehr an alles, aber ich habe wohl richtig Scheiße gebaut. Ich möchte mich von ganzem Herzen bei dir entschuldigen.«

Durch meinen Körper strömt ein seltsames Gefühl, alles wird auf einmal ganz weich.

»Ich trinke nur noch Wasser. Wenn ich etwas gut gemacht habe oder etwas Tolles passiert ist, trinke ich gelbe Limonade…«

Ich sacke innerlich zusammen.

»Und du bist heute mein gelbes Limo!«

Ich schluchze ins Telefon, Tränen tropfen auf das braune Sofa.

»Papa, wie kann ich dich besuchen, ich stehe dir bei!« So oder so ähnlich kommt es mir über die Lippen.

Wut und Trauer sind schon lange verflogen, aber auch meine Gleichgültigkeit, meine Abgrenzung, mein Selbstschutz – alles ist weg. Keine Ahnung, warum ich sauer gewesen bin, keine Ahnung, was passiert ist. Es zählt nur noch das Hier und Jetzt.

Den ersten Besuchstermin, die Woche drauf, habe ich wieder abgesagt. Ich konnte nicht. Nicht vor Scham oder Angst oder einem zu weiten Weg.

Ausschlaggebend waren zwei Telefonate, bei denen ich erkennen musste, dass er sich nicht verändert hat.

Zwei Wochen später fahre ich doch. Drei seiner Bekannten nehmen mich mit. Ein Professor und zwei Stadträte, einer davon Michael Ziegler.

Michael hat mich gefragt, ob ich mitfahren möchte. Alleine hätte ich mich nicht getraut, mit den anderen ist es okay.

Als wir auf das Gebäude zulaufen, mitten auf dem Land, mitten im Nirgendwo, steht er bereits an der Eingangstür. Er konnte nicht wissen, wann wir kommen, anscheinend hat er den ganzen Tag hinter der verschlossenen Eingangstür gewartet. Er sieht abgemagert aus, trägt eine Jogginghose und eine Arbeiterjacke, die einige Nummern zu groß ist. Früher hat er die ausgefüllt. Seine Haare sind zerzaust, das ist aber nichts Neues. Er trägt zwei Brillen übereinander.

Als er uns sieht, strahlt er. Papas Uhr ist einmal stehengeblieben, und er hat vergessen, mich vom Kindergarten abzuholen. Als er dann endlich kam und mich in den Arm nahm, war ich überglücklich...

Nur bin ich jetzt nicht hier, um ihn abzuholen.

Zur Begrüßung streckt er mir die Hand hin, als seien wir einander noch völlig unbekannt und er müsse sich erst noch vorstellen.

Ich umarme ihn, irgendwas ist zwischen uns, wie eine unsichtbare Wand.

Die Begrüßung der anderen fällt behaglich aus.

Dann führt er uns durch sein neues Zuhause. Das Heim wirkt schäbig. Braun gekachelte Gänge. Alle paar Meter hängen Lampen, welche die ganze Atmosphäre nur noch trostloser erscheinen lassen. Es riecht seltsam, nach alten gebrochenen Menschen, trostlos und hoffnungslos. Die bunten Bilder an der Wand sollen verdecken, was eindeutig ist.

Mein Papa in seinem miserablen Zustand steuert voraus, total unangenehm.

Sein Zimmer befindet sich im oberen Geschoß, vorbei an schwerstgeschädigten Alkoholikerwracks, die noch um einiges schlimmer dran sind als er. Einige von ihnen tragen Helme, kombiniert mit Jogginganzügen und Pissbeuteln.

Wer sich noch bewegen kann, mobilisiert alle Kräfte zum Zigarettendrehen.

Was bleibt ihnen denn sonst noch?

Ich fühle mit ihm mit, weiß genau, wie es sich anfühlt, wenn man irgendwo reingeworfen wird.

»Das ist schlimmer als Knast!«, stammelt Papa und klopft mir dabei auf die Schulter.

»Halt die Schnauze«, schnaube ich.

In seinem Zimmer angekommen, begegnen wir dem ersten halbwegs normalen Menschen. Klaus sitzt auf seinem Bett, er ist dürr. Sein dünnes Haar ist zu einem Scheitel gekämmt. Er trägt einen Schnauzer, dreht eine Zigarette.

»Das ist Klaus, mein Mitbewohner.«

»Hallo Klaus«, antworten alle gleichzeitig.

»Ich werde bald entlassen«, sagt er voller Stolz. Seine braunen Stumpen widern mich an. Er ist so dünn und knochig. Seine Haut so fettig und eklig.

Ich blicke aus dem Fenster, das mache ich oft, wenn ich an einem Ort bin, an dem ich mich nicht wohlfühle.

Multiplikatoren

Der Diamantengräber!

Unser innerer Antrieb, jeder hat ihn, bestimmt, was wir tun, was ich tue.

Ich tue das, was ich kann, etwas, das ich gern tue, und ich bin dankbar dafür. Ich habe diese eine Mission bekommen. Von dem dort oben. Und daran glaube ich auch fest.

Ich bin überzeugt, dass es einen Gott gibt. Welche Gottesform nun die richtige ist, keine Ahnung. Ich glaube aber, dass ich eines Tages vor dem Herrn stehen werde und er genau weiß, wie ich mein Leben auf der Erde verbracht habe. Er sieht uns, weiß, was wir tun. Ich war schon öfter kurz davor draufzugehen, aber ich habe es immer wieder gepackt. Ich glaube, mein Sinn des Lebens besteht darin aufzuklären.

Ich glaube nicht, dass der »da oben« etwas davon hat, wenn ich fünfmal am Tag bete oder bestimmte Lebensmittel als Sünde ansehe. Wenn diese Regeln aber dazu beitragen, dass man sich wohl fühlt oder dadurch ein besserer Mensch wird, warum nicht! Wir alle haben Ziele, haben Pläne. Strukturen helfen, in der Spur zu bleiben. Gefahr besteht, wenn sie übermächtig werden.

Das Prinzip der Sucht besteht darin, zu viel zu wollen, zu viel zu konsumieren, über Grenzen gehen. Drogen vermitteln ein wahnsinniges High-End-Glücksgefühl. Jeder Tag, jedes Erlebnis und jedes erfüllte Bedürfnis bedeutet Glück. Glück, das man entweder selbst hervorruft, zum Beispiel durch Sport, ein erfülltes Berufsleben, durch gute Freunde. Oder eben durch

Suchtmittel. Die Macht der Drogen besteht darin, als Glücksersatz zu funktionieren. Bin ich selbst nicht in der Lage, so zu leben, dass ich glücklich bin, oder passiert ein unvorhergesehenes, nicht kalkulierbares Ereignis, zwingt mich das Leben in die Knie.

Es gibt für jeden Menschen, für jedes Bedürfnis die perfekte Droge.

Das, was ich mein Leben lang über diese Stoffe zu hören bekommen habe, war: Keine Macht den Drogen!

Ein demonstrativer Stampfer auf den Boden.

Okay, aber was heißt das?

Daherreden kann man viel: Drogen sind schlecht, Drogen sind gesundheitsgefährdend. Das wurde mir von klein auf eingetrichtert.

»Fang niemals das Rauchen an!«

Papa hat das hunderte Male gesagt, mit Kippe im Mund und Bier in der Hand.

Wenn es doch so schlecht ist, warum macht es dann jeder?

Ich konsumiere einen Stoff, es funktioniert, wirkt zu hundert Prozent, und dann funktioniere auch ich.

Und jeder Tag wird besser und toller. Schöner und schneller. Ich leiste mehr, lebe endlich so, wie ich es will, bin zum ersten Mal glücklich. Egal, wie geil der gestrige Tag gewesen ist, der morgige setzt nochmal einen oben drauf!

Als würde ich auf einem Regenbogen spazieren gehen. Mein Platz, meine Welt. Alle Warnungen vor den »schlechten Drogen« fühlen sich so falsch an.

»Jeden Tag eine Regenbogenfahrt, wie in Mario Kart…!«

So lange, bis ich auf dem Regenbogen ganz oben angekommen bin.

Dann geht es abwärts. Mama, Papa, sie alle hatten recht. Hätte ich doch niemals damit angefangen. Jetzt ist es zu spät. Es geht abwärts. Doppelt so schnell und viel weiter hinunter.

Tief unten sollte eigentlich der Punkt kommen, wo ich merke: Warum mache ich trotzdem immer weiter, auch wenn es den Tod bedeutet? Weil ich davon überzeugt bin, dass der Regenbogen kein Regenbogen, sondern ein Kreis ist. Wenn ich nur lange genug durchhalte, komme ich irgendwann wieder an den Punkt, wo ich abhebe. Und diesmal höher, schneller und weiter als zuvor...

Der ersehnte Punkt, an dem es wieder nach oben geht, den gibt es nicht!

Ähnlich wie bei einer verflossenen Liebe. Es war doch mal gut... könnte doch wieder...

Zwei Jahre Prävention. Unzählige Vorträge in Schulklassen, vor Sozialarbeitern, Polizisten, Auszubildenden, JVA Beamten, Ärzten, Psychologen und Eltern.

Multiplikatoren. Multipliziere ich die Anzahl der Vorträge mit den immer weniger werdenden Ruhepausen, ergibt das Burnout!

Meine Augen schmerzen. Sind zu trocken durch die Überlastung. Ständig in den PC starren, E-Mails bearbeiten, neuerdings mit Sprachfunktion, so kann ich in weniger Zeit doppelt so viel Text einsprechen. Wem sollte ich mein Herzensthema anbieten? Zeitschriften, Magazinen, Radiosendern, Fernsehsendern, TV-Produktionen, Jugendmedien. Schreibe individuelle E-Mails. Suche mir, gelernt ist gelernt, Kontakte im Impressum heraus. Muss oft alle Angeschriebenen wieder und wieder anschreiben. Zwischendurch anrufen und mich nach der Geschäftsleitung erkundigen.

»Entschuldigen Sie, worum geht es?«

»Schön, dass Sie fragen, also...!«

Dazu das ständige Aufploppen des Facebookmessengers.

Mit jeder Nachricht, mit jedem Warten in der Telefonschleife ergibt sich eine neue Chance.

»Versprechen kann ich nichts, aber ich werfe mal einen Blick drauf.«

Das reicht mir völlig aus. Jeder Fuß... -nagel in der Tür reicht...

Ich bin müde und kaputt – egal wie viel und wie lange ich geschlafen habe.

»Nur noch ein bisschen mehr. Nur noch ein paar E-Mails mehr. Noch ein weiterer Anruf...«

»Los, raff dich auf!« Jeder Anruf könnte den Durchbruch bedeuten.

Definiere Durchbruch? Körperlich?

»Los, mach mich glücklich!«, plappere ich, bevor ich den Laptop hochfahre.

Es ist Januar 2016. Vor drei Jahren und 6 Monaten habe ich damit angefangen, Welle zu machen. Mein erster Auftritt vor Publikum war dann vor zwei Jahren.

Prävention setzt mich unter Strom. Mein Akku ist danach so energiegeladen, dass ich im ersten Jahr bis zu vier Vorträge an einem Tag gehalten habe. Drei bis fünf Mal jede Woche. Kohle kommt noch keine dabei raus, aber wie gesagt, ich investiere.

Die Rückmeldungen sind überwältigend!

»Du bist ein Held!«

»Kann ich ein Selfie mit dir machen!«

Ein Selfie machen? Für mich die größtmögliche Auszeichnung, die ich von einem jungen Menschen bekommen kann. Vor kurzem stand ein Junge vor mir, der mir sein Freundschaftsarmband geschenkt hat. Ich hätte auf der Stelle losheulen können.

Unbeschreiblich, genau wie folgendes Szenario:

Drogendisco Raumschiff, ziemlich spät in der Nacht. Die schnellen Techno-Beats wirbeln durch die verratzten Hallen. Rauchschwaden schweben über der Tanzfläche. Strobolichter flackern.

Keiner steht still … Das Raumschiff ist bekannt dafür … Drogen überall …

Das ist auch kein Geheimnis. Zu verräterisch, wer sonntags an der Tankstelle um die Ecke steht und versucht, Fluppe rauchend klar zu kommen. Gesten sagen mehr als tausend Worte.

»Ich geh da nur wegen der Musik hin!« – die Ausrede vieler, die nicht wahrhaben wollen, dass die Droge bereits von ihnen Besitz ergriffen hat.

Natürlich gibt es Menschen, die einfach nur gerne zur Musik feiern. Respekt, wer das kann! Ich bin einige Male komplett nüchtern dort gewesen, bevor ich abgehoben bin.

Ein junges Mädchen ist mit ihren Freundinnen da, sie tanzt, lacht und hat Spaß. Sie trinkt – na und?

Das gehört zum Erwachsenwerden dazu, will man nicht eine Dimension des Lebens verpassen.

Sie tanzt also fröhlich vor sich hin. Da bemerkt sie einen flüchtigen Bekannten.

Sie beobachtet, wie ihm einer Pillen andrehen will.

Mitten im Getümmel, genau in dem Moment, wo die Party ihren Höhepunkt erreicht und so eine XTC-Pille unvergessen bleibt – lehnt der Junge ab.

»Warum hast du die Pille abgelehnt?«, fragt das Mädchen.

»Naja , da war vor kurzem so ein Typ bei uns in der Schule. Der hat krasse Geschichten aus seinem Leben erzählt! Eben auch, wie geil Drogen anfangs sind. Aber dann kommt irgendwann der Absturz.«

Ich habe davon nur erfahren, weil mich das Mädchen auf einem Festival am Stand der Mudra besuchen wollte, leider bin ich nicht da gewesen und hatte bis heute keine Chance, sie zu sprechen.

Absagen auf meine Vortrags-Angebote kommen heute so gut wie keine mehr. Das war anfangs das genaue Gegenteil. Jeder zweite hat mich direkt abgelehnt und diejenigen, die mir zuhörten, entschieden sich nach wenigen Minuten fürs Auflegen.

»Verzeihung, ich bin anscheinend aus der Leitung geflogen, wenn Sie mir noch einmal kurz ...!«

Freizeichen... kein Anschluss unter dieser Nummer.

Oder ich muss mir anhören:

»Was arbeitest du eigentlich?«

»Du sitzt doch eh nur zu Hause rum!«

»Wenn du kein Geld damit verdienst, arbeitest du auch nichts!«

Jeden Sonntagabend starte ich einen erneuten E-Mail-Block. Am besten kurz vor Mitternacht, dann bin ich in den oberen Regionen der Mails, die Montagmorgen bearbeitet werden, mit dabei. Was man als Stratege alles bedenken muss!

»Bei den ersten Mails, die gelesen werden, ist es noch ziemlich früh, da wird sicherlich die eine oder andere weggeklickt. Meine Mail wird dann gegen 10 Uhr in einem arbeitstechnischen Hoch gelesen und eventuell weitergeleitet...«

Guter Domi, bist voll am Ball!

»Ich brauche mal eine Pause...«

Ach was, brauchst du nicht, es geht ja noch nicht einmal richtig los!

Drei Anfragen pro Tag, deutschlandweit.

Fahrtkosten müssen übernommen werden?

Kann ich jetzt eigentlich schon Geld dafür verlangen?

Ich stehe inmitten der Aula einer Fachoberschule. Ich trage ein Mikrophon, so ein typisches Zocker-Counterstrike-Mikro, wo du deine Hände frei hast. Korrekt, wie ein echter Profi. Zwischen den zweihundert Sitzplätzen steht eine Kamera. Ich werde auf eine riesige Leinwand übertragen. Ich kann über drei Stockwerke bis ganz nach oben sehen. Und überall hängen Kinder, hören mir zu. Jedes Mal, wenn ich nach oben blicke, sind es mehr!

Geld verdiene ich damit immer noch nicht, aber...

Investition, irgendwann kommt der Punkt, an dem mein Buch, meine Person, die Sache an sich durch die Decke schießt. Will ich das?

Klar will ich das! Besonders sein, etwas tun, etwas schaffen, worauf ich stolz sein kann. Das will ich, seitdem ich denken kann. Aber ich wusste nie, wer ich bin, geschweige denn, ob ich so etwas auch wirklich kann.

Jetzt weiß ich es.

Ich wache auf, mitten in der Nacht, muss auf Toilette. Stehe auf, stampfe durch unser Wohnzimmer. Alles dreht sich, ich verliere das Gleichgewicht.

Das passiert in letzter Zeit sehr oft. Ergänzt sich gut mit dem Augenleiden.

Ich kenne dieses Gefühl und weiß, was im Körper geschieht: Hinter dem Trommelfell liegen drei winzige Gehörknöchelchen. Hammer, Amboss und Steigbügel. Diese sind wie eine Kette verbunden. Die Gehörknöchelchen machen das Signal lauter und geben es ans Innenohr weiter. Geraten sie durcheinander, wird mir schwindelig, ich verliere die Kontrolle. Meistens finden die Knöchelchen den Weg zurück und kurz darauf ist alles wieder gut.

Vor sieben Jahren lag ich zwei Wochen flach. Bei der kleinsten Bewegung wurde mir schwindelig. Ich musste meinen Kopf nonstopp gerade halten.

Auslöser war eine ordentliche Party von sechs Tagen gewesen.

Paradox: Augenleiden, verrutschte Gehörknöchelchen, das permanente Starren in den PC und die konstante Überbelastung werden belohnt durch ein High-End-Glücksgefühl.

»Es gibt nichts, was annähernd an das Crystal-High heran kommt!«

Habe ich gedacht. Das Gefühl, welches meinen Körper während eines Vortrages durchströmt, fühlt sich genauso an, und was noch viel, viel besser ist, ich kann es selber hervorrufen. High vom Leben – und dafür über Grenzen gehen…

Träume, Spiegel der Seele

»Papa, ich bin es! Wie geht es dir? Was machst du?«

Februar 2016. Mein Drang, ihn zu kontaktieren, ist gerade wieder ausgebrochen. Gesehen habe ich ihn zuletzt an Weihnachten.

Ich vermisse meinen Papa sehr. Ich kann ihn allerdings gut aus meinem Kopf verdrängen. Alle paar Wochen aber schlängelt er sich in die Mitte meiner Gedanken.

Dann kann ich keine Sekunde länger in Unwissenheit leben und muss sofort wissen, wie es ihm geht.

Gestern habe ich ihn angerufen. Ich hatte seine Nummer gelöscht, weil ich es nicht ertrage, was aus ihm geworden ist.

Er hat sich riesig gefreut, meine Stimme zu hören.

»Ich habe schon gedacht, du willst keinen Kontakt mit mir!«

Das weiß ich selbst nicht so genau, denke ich mir.

»Aber da du mich jetzt anrufst, ist dem anscheinend nicht so.«

Und schon regt er mich wieder auf. Sein selbstsicheres Gesäusel, ich hasse das.

Papa fängt währenddessen an, lauthals loszuplappern. Mit jedem Satz, den er von sich gibt, nervt er mich mehr.

Beschwert sich über alles und jeden. Betont aber, wie glücklich es ihn macht, dass ich ihn anrufe und an ihn denke.

Er ist mittlerweile aus der psychiatrischen Anstalt entlassen worden. Irgendwie hat er es geschafft, seine »Freilassung« durchzukriegen.

Er wohnt nicht weit von Julia entfernt, aber das sage ich

ihm natürlich nicht. Ich will keinen großartigen Kontakt zu ihm.

»Ja, ich trinke am Tag zwei bis drei Bier. Am Schnapsregal laufe ich jeden Tag vorbei und nichts ist!«

»Was ist mit deiner Therapie, die du beginnen wolltest?«

»Darauf habe ich keinen Bock. Weißt du, was ich gerade so genieße? Meine Freiheit. Ich kann tun und lassen, was ich will, und nach meiner Augenoperation beginne ich wieder zu arbeiten. Vielleicht schreibe ich auch ein Buch!«

Genau das scheiß Gelaber wie immer. Ich würde es ihm ja wünschen, dass er sein Leben wieder einigermaßen in den Griff bekommt, aber irgendwann muss ich auflegen, weil sich seine Worte durch meinen Kopf fressen.

Wieso kann er verdammt nochmal nicht aufhören zu saufen. Ich will meinen Papa wieder zurück. Ich halte das einfach nicht mehr aus.

In meinen Visionen liege ich zusammengekrümmt im Regen auf seinem Grab. Kann nicht denken, kann nicht atmen, kann nicht leben. Dieser verfluchte Gedanke ist so scharf und intensiv, verschwimmt, kehrt aber immer wieder zurück.

Bis ich es dann einige Wochen später erneut kaum aushalte.

In meinen Träumen spielt er die Hauptrolle.

Verschiedene Szenarien, unterschiedliche Ausgangssituation, aber immer ist er der Böse.

Ich muss ihm entkommen, muss ihm den Schädel einschlagen, zuletzt mit einem Hammer. Ein widerliches Geräusch, wenn die Schädeldecke bricht. Wenn ich ihm dabei in die Augen blicke und mit ansehe, wie mit jedem Schlag das Leben in seiner Säuferfresse erlischt.

Schweißgebadet sitze ich im Bett. Julia schläft tief und fest neben mir.

Ich schäme mich für diese Träume …

Träume sind die Spiegel der Seele, sagt man doch so.

Der Bierverkäufer

»Bier, ich verkaufe Bier, Biiieeer!«

Wochenende ist Stadionzeit.

Um mich über Wasser zu halten, jobbe ich gelegentlich im Stadion. Fußball …

Ich bin einer von denen, die während eines Spiels die Tribünen rauf und runter sausen.

Einer von denen, die mindestens einem frustrierten Fan im Weg stehen.

Bier verkaufe ich auf Provisionsbasis. Pro Bier bekomme ich dreißig Cent. Mit einem vollbepackten Bauchladen mache ich mich mehrere Male auf den Weg.

Bier verkaufen im Stadion und gleichzeitig Suchtprävention veranstalten. Wie passt das denn bitte zusammen?

Passt überhaupt nicht, aber ich verdiene Geld.

Der Aushilfsjob ist in Ordnung. Der Chef ist ganz lässig drauf, und im Prinzip habe ich meinen Verdienst selbst in der Hand.

Stehe ich desinteressiert vor dem Einlasstor, fällt der Gewinn mager aus.

Gebe ich alles und renne das ganze Spiel über wie ein Blöder über die Tribünen, habe ich am Ende des Spiels bis zu 150 Euro plus Trinkgeld in der Tasche.

Das hängt natürlich auch vom Wetter ab und davon, wie die Mannschaft, in deren Block ich gerade eingeteilt bin, spielt.

»Ey, du bist doch der aus Youtube?«

»Ja schon.«

»Finde sehr geil, was du da machst, weiter so!«

Ich freue mich tierisch über solche Momente. Vor allem, weil ich mir das Angestarre diesmal nicht eingebildet habe. Ich kann immer noch nicht unterscheiden, ob ich wieder Paranoia schiebe oder ob ein Fan vor mir steht.

»Ein Fan« klingt irgendwie schon cool, aber ich bezeichne Menschen, die gut finden, was ich mache, nicht als Fans, sondern als Mitglied in meinem Team.

Immer auf einer Ebene bleiben.

»Hey du!«

Korrekt, der Nächste. Der ist aber wohl kein Youtuber.

»Gibt's Freibier, weil die Glocken so scheiße spielen?!«

Komm, halt doch einfach dein Maul, alte Pissnelke, denke ich mir...

Ich stehe also am Eingang, es ist Sonntagmittag kurz vor 13 Uhr.

Wie eine Barriere steht Bierverkäufer an Bierverkäufer.

Jeder schreit, ruft seine Ware aus, einer trägt sogar eine Klingel.

Alle rennen wild durcheinander. Inmitten des ganzen Getümmels sticht ein Wort immer heraus.

»Biiiier!«

Eine Mitarbeiterin steht neben mir. Sie ist klein, trägt ihre Haare offen. Graues, gekräuseltes Haar, Brille und eine beschissene Coca-Cola-Cap. Aber die tragen wir alle.

»Biiier, Biiier!«

Ihr schrilles Geplärr schabt an meiner Ohrmuschel. Ich versuche, mich auf meine Verkaufskünste zu konzentrieren, aber mein Blut rauscht.

»Biiier, Biiier, Biier!«

Ich stelle meinen Bauchladen ab, steuere auf sie zu, reiße ihr den Bauchladen vom Körper und feuere ihn mit voller Wucht auf den Boden.

»Halt's Maul, halt's Maul, halt deine gottverdammte Fresse. Dein Geplärr klingt wie eine kaputte Fahrradhupe.«

Die Fußballmeute stürzt sich unterdessen auf meinen niedergestellten Bauchladen.

»Freibiiiier!«, grölt einer.

»Gib her! Das ist mein Bierchen!«

»Schau, dass du abziehst, Alder, sonst klatscht es gleich, aber keinen Beifall!«

Aus dem Schubser wird ein Schlag und ehe ich mich versehe, geht's bei denen richtig ab.

Alle rennen durcheinander. Fans, Securities und Bullen, alle prügeln aufeinander ein!

»Hallo, ich hätte gerne drei Bier gekauft. Wie viel macht das?«

Vor mir steht eine ältere Frau, sieht mich erwartungsvoll an.

»11,70 Euro macht das«, antworte ich.

Kraft

Ich habe gestern ein Konzert von Friedrich Kautz alias Prinz Pi besucht. Ich feiere seine Musik seit einigen Jahren. Ich stand mit 18 Jahren vor seiner Bühne und bewunderte ihn und tue es heute immer noch.

Seine Performance ist kraftvoll und energetisch. Seine Texte sind tiefgründig und intelligent. Seine Songs verleiten zum Dahinschmelzen, um in Erinnerungen zu schwelgen. Andere wiederum lassen einen völlig durchdrehen.

Eines seiner aktuellsten und für mich eines der schönsten Lieder lautet »1,40 m«.

»Hundertvierzig Zentimeter, unser Rechteck von Licht, wenn die Matratze breiter wird, dann wächst der Riss, der es bricht.«

Was für ein Aussage.

»Und das Bett, das wir teilen, war nur dein, war nur mein, das war eins vierzig breit.«

Die Menge kreischt sich die Seele aus dem Leib. Julia dreht sich dabei zu mir und flüstert:

»Bei diesem Lied muss ich immer an unser Bett denken.« Sie schmunzelt.

Unser Bett ist 1,80 breit. Wir besitzen eines dieser Boxspringbetten. Nichts Hochwertiges. Damals gekauft für 1000 Euro.

Die Kohle für das Bett hatte ich mir eisern zusammengespart, durch meine Tätigkeit bei dem Konzertveranstalter.

»Das ist jetzt unser Platz!«

Inmitten der schimmligen Bude, nahe der Puff-Disco und der Casinostraße, in der ich einst hausen musste, gab es einen Platz, an dem auf einmal alles gut war.

Immer wenn sie am Wochenende zu mir kam, habe ich gekocht. Auf einer Induktionsplatte und Töpfen mit kaputtem Henkel. Ich konnte ihr kein Candlelight-Dinner bieten. Nicht einmal Dönerbude war drin.

Ich servierte ihr Nudeln mit Hackfleischsoße, die wir aus dem Topf aßen.

Ich sehe es auch heute nach drei Jahren und sechs Tagen genau vor mir:

Wir sitzen auf unserem Boxspringbett ohne Bettbezug, ich besaß nur einen und der war gerade in der Wäsche, essen die Nudeln. Im Hintergrund läuft ein Film auf einem alten, kleinen Laptop mit fürchterlichem Sound.

Die Wände sind so dünn, dass man die auf der Straße vorbeiziehende betrunkene Partymeute grölen hört.

Das Licht der Straßenlaterne blitzt durch meine zugezogenen, nur noch in Fetzen hängenden Jalousien. Von der Decke baumelt eine Glühbirne – durchgebrannt.

Ich besitze kein Geld, habe eine stinkende Waschmaschine, eine Wohnung mit offen stehenden Rohren, durch die ab und zu eine ekelhafte Brühe in die Wohnung schwappt. Ich habe keinen Job, habe mit vierundzwanzig Jahren noch nie eine ernsthafte Beziehung geführt, bin vorbestraft, traumatisiert, Alkoholiker, derzeit nicht kriminell, aber hochverschuldet und in Privatinsolvenz. Doch dort auf dem Bett bin ich für einen kurzen Moment der glücklichste Mensch der Welt, weil ich spüre, dass dieses Mädchen, das ich kaum kenne, mir die Kraft gibt, mein Leben nochmal rumzureißen…

Entscheide dich!

Ich würde mein Leben nicht als Glücksspiel bezeichnen oder es in irgendeiner Weise für eine Wette riskieren, dennoch gab es Situationen und es wird sie geben, bei denen ich alles auf eine Karte setze.

Ein sehr kluger Mann sagte einmal zu mir:

»Jeder Künstler kommt irgendwann an den Punkt, an dem er sich entscheiden muss. Alles auf eine Karte setzen oder ein bürgerliches Leben führen mit sicherem Job und festem monatlichen Einkommen. Beides zugleich geht nicht!«

Von der Kunst zu leben, ist nicht einfach. Viele gehen daran kaputt, viele scheitern.

Wenn du bereit bist, alles zu geben, kannst du auch alles schaffen.

»Wenn du davon träumen kannst, dann kannst du es auch erreichen!«

Niemand Geringeres als Walt Disney hat das gesagt!

Für mich ist klar: Ich werde immer alles geben, um meine Träume zu verwirklichen, aber nicht um jeden Preis. Sich zu motivieren, ohne sich dabei zu überlasten, gleicht einem Drahtseilakt. Der schmale Grad zwischen Leidenschaft und Burnout.

Auf meinem bisherigen Weg, ich bin jetzt 29 Jahre alt, wurden mir viele Steine in den Weg gelegt. Ich habe gelernt, dass man Verantwortung übernehmen muss, gleichzeitig aber nicht für alles verantwortlich sein kann. Letztendlich können wir nicht immer bestimmen, was passiert, wer gewinnt oder verliert. Es gibt weder einen Spielplan, noch Spielregeln, dafür aber einen tieferen Sinn.

Ich glaube, dass jedes Spiel, egal wie sehr man es mag, auf Dauer langweilig wird.

Ewig Kind bleiben geht nicht, aber ich werde mir immer einen kindlichen Teil aufbewahren und in stillen Momenten rauslassen.

Sonst werde auch ich irgendwann verlieren.

Ich weiß, dass es viele harte Schicksale gibt, habe Menschen kennengelernt, die in ihren jungen Jahren schon viel krassere und heftigere Dinge erleben mussten. Egal wie weit ich gegangen bin, es wird immer eine nächste Ecke geben. Karten werden immer wieder neu gemischt. Ich weiß, dass es für alle Türen einen Schlüssel gibt. Vielleicht ist es oftmals aber auch besser, die Tür zu nehmen, die ein anderer vergessen hat zuzumachen.